# パーソナリティ障害

## いかに接し、どう克服するか

岡田尊司
*Okada Takashi*

PHP新書

パーソナリティ障害

【目次】

## 第Ⅱ部　パーソナリティ障害のタイプと対処

### 第三章　愛を貪る人々　境界性パーソナリティ障害

# 第四章　賞賛だけがほしい人々　自己愛性パーソナリティ障害

## 第五章 主人公を演じる人々 演技性パーソナリティ障害

## 第六章　悪を生き甲斐にする人々　反社会性パーソナリティ障害

## 第七章　信じられない人々　妄想性パーソナリティ障害

## 第九章 親密な関係を求めない人々 シゾイドパーソナリティ障害

## 第十章　傷つきを恐れる人々　回避性パーソナリティ障害

## 第十一章　一人では生きていけない人々　依存性パーソナリティ障害

## 第十二章　義務感の強すぎる人々　強迫性パーソナリティ障害

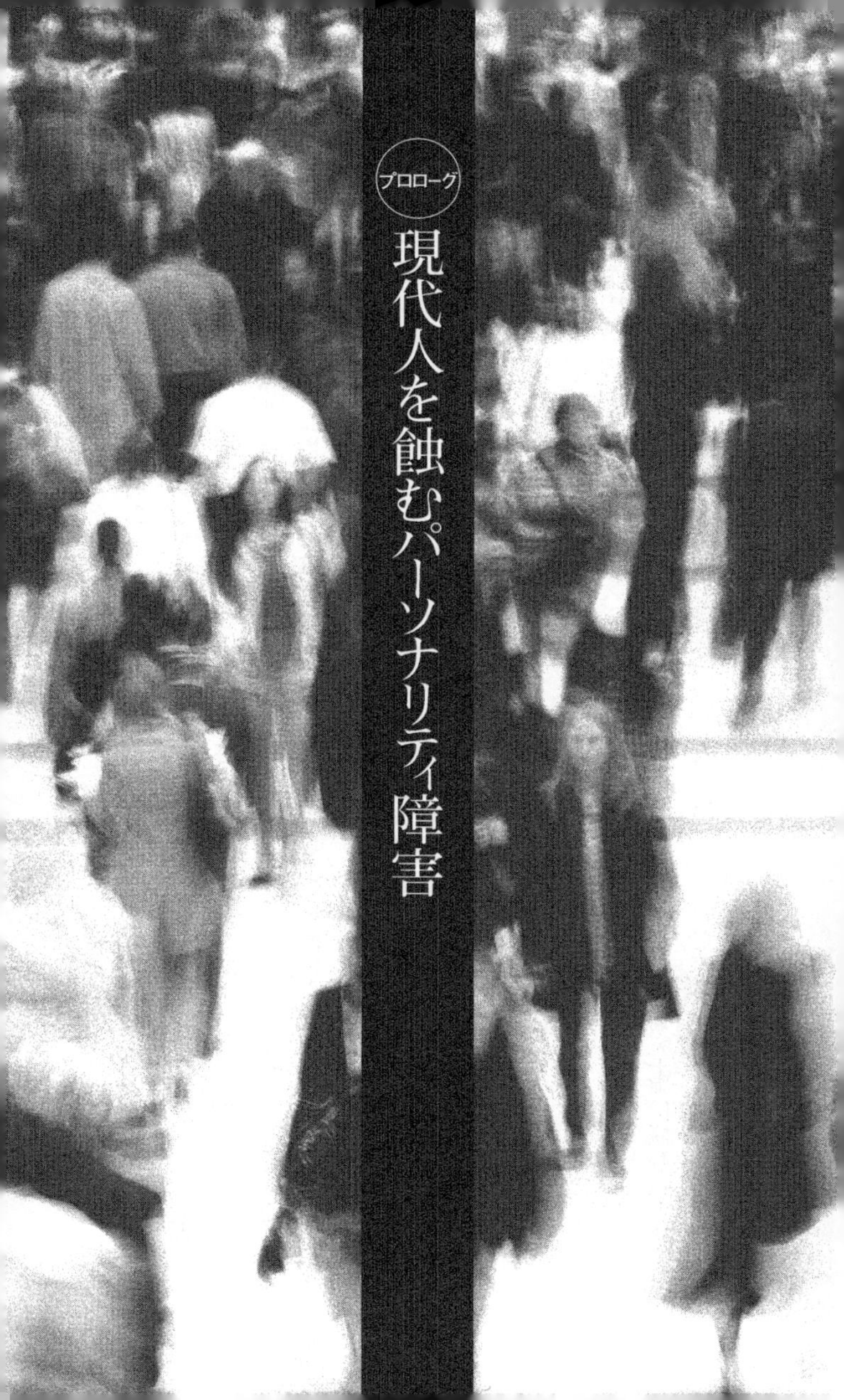

プロローグ

# 現代人を蝕むパーソナリティ障害

## 生きづらさの背後にあるもの

生きづらさを抱えている人が増えている。豊かさにこそ幸せがあると信じて進んできた時代は終わりを告げ、今、人々は、生きること自体にさえ希望や喜びを失い、行き詰まっている。テレビのチャンネルをひねれば、ワイドショーからこれでもか、これでもかと流れてくるのは、おぞましく、目を覆うような事件ばかりだ。新聞や雑誌の紙面にも、人間に対する信頼や希望よりも、絶望感と不信ばかりが募る記事が、連ねられている。

もっと身近に目を転じても、生きづらさや、悩み、不安を抱えている人が、どんなに多いことだろう。鬱《うつ》や引きこもり、虐待や家庭内暴力、アルコールやギャンブル依存、家庭内不和、絶縁、職場の対人的摩擦、非行や犯罪さえ他人事ではない。

人々は孤独で傷つきやすく、どこか空虚さを抱えて生きている。必死に、何かに没頭することで、自分を紛らわしている人も、没頭することをやめたら、空虚さが頭をもたげてくるのをひそかに怖れている。

人と人とのつながりも、昔ほど確かなものではなくなっている。孤独や空虚に悩む一方で、対人関係に傷つけられることが多いと感じている人も少なくないだろう。本当は、人を求めているのに、うまくつながれないと感じている人や、愛したいのにうまく愛せない人もいるだろう。人と人のつながりにくさが、余計、現代人の生きづらさや日々の不安や不愉快さを増しているように思う。

なぜ、こんなにも人と人の関係が難しく、社会が住みづらい場所になってしまったのだろうか。一体、人々の心に、何が起きているのだろうか。

こうした生きづらさや社会に蔓延する問題の背後には、実は、ある共通する原因が垣間見えるのである。それは、現代人の間に広く浸透しつつある「パーソナリティ障害」という問題である。逆にいえば、現代人全般が抱えている傷つきやすさや空虚さ、生きづらさは、このパーソナリティ障害を理解することで、その本質が見えてくるのである。

## 職場や家庭、友人、恋人にも

パーソナリティ障害は、自らも苦しむと同時に、周囲を巻き込みやすいという性格を持っている。パーソナリティは、単なる個人の「性格」に留まるものではない。対人関係のパターンや生き方そのものとして現れることで、人とのつながりや、さらには社会のあり方にも影響するのである。

最近連日のように報道されている児童虐待にしろ、ストーカー犯罪にしろ、些細な理由で親子が殺し合う事件にしろ、そこには一つの共通項がある。それは、思い通りにならない他者を、別の意志と感情を持った存在として認められないということである。その人の心に、本来の意味での他者との関係が育っていないため、自分の思い通りになる存在だけを愛し、思い通りにならない存在は、攻撃の対象になってしまうのである。こうした独りよがりな他者との関係は、本論でも述べるようにパーソナリティ障害の人の一つの特徴である。

頻繁にこうした事件が報道されているということは、そういう問題を抱えた人が増えているということに他ならない。

目を引く事件だけではなく、もっと身近な家庭や対人関係の問題、学校や職場への不適応の問題の背後にも、パーソナリティ障害がしばしば潜んでいる。パーソナリティ障害の別の特徴として、過剰な自分への期待と、それゆえに生じる傷つきやすさを挙げることができる。最近、社会問題化している「うつ」や引きこもり、依存症、ギャンブル中毒などにも、こうしたパーソナリティの問題が隠れていることが多い。うつにしろ、引きこもりにしろ、依存症にしろ、バランスの悪いパーソナリティが、無理な生き方をしてきて、あるいは、そうすることを強いられて、その結果として陥っている面もあるのだ。

しかし、そういう視点がないと、何が起こっているのかさえ理解できず、対処を誤ったり、問題をこじらせてしまいやすい。パーソナリティ障害という新しい目をもつことで、今、あなたに、そしてあなたの周りの人に起きていることの性格が見えてくるだろう。そうすることで、ただ苦しさやつらさでしかなかったものの性質がわかり、対処しやすくなる。また、方針を持って接したり、手を差し伸べることができるようになる。

ところが、パーソナリティ障害について、専門家でさえ、十分な認識があるとはいえない状況である。勇気を出して精神科の門を叩いたのに、パーソナリティ障害（人格障害）は性格の問題なので、出す薬がないといって、追い返されたという話も聞く。表に出ている、うつや不眠、不安という症状に対してだけ、薬を出してくれるが、その基盤にあるパーソナリティの問題については関わらないというのが一般的だ。そこには、医療経済的な理由もあるだろうし、パーソナリティの問題に有効に対処するスキルを持ち合わせていないという現実もある。

医療側の事情などおかまいなく、今日の社会状況は、パーソナリティ障害の問題を無視することができないところまで来ているように思う。表面に出ている問題だけに、いくら対症療法を施しても、根底にある問題に対処がなされなければ、見通しは暗いのである。

## 正しい認識と対処を

現代人の心が抱える生きづらさや、今、社会に起きている不可解な現象は、パーソナリティ障害について知ることで、よく理解できるようになる。パーソナリティ障害という観点なしで現代を語ることは、電気という概念なしに、雷やテレビの仕組みを説明することにも近いということがおわかりいただけるはずだ。

程度の差はあれ、現代人は、パーソナリティの問題を抱えているといえるし、程度が重く、社会生活や日常生活に難しさを感じている人もどんどん増えている。みんな自分をうまく活かす生き方が見つけられずに、迷路に陥っている。うまく人とつながれずに、孤独の中で身を縮めていたり、人間関係の中で空回りして、へとへとにくたびれている。

どうすれば、自分をうまく活かせる生き方ができるのか。どうすれば、もっと楽に人とつながれるのか。

そのためには、まず自分を知ることである。そして、相手を知ることである。パーソナリティについて理解を深めることは、自分に合った生き方や人とのつながり方を知る助けになるだろう。自分に合わない生き方や人間関係のスタイルをいくら追求したところで、結局うまくいかないし、迷路に入るだけだ。また、相手のタイプを見極めずに、自分の流儀を押しつけたところで、成果は望めないし、下手をすれば、ひどく嫌われてしまったり、思わぬ攻撃を受けたりしかねない。

本書は、単なるパーソナリティ障害の解説書ではない。実際に、そういう問題を抱えている人や、身近にそういう人がいる場合に、克服や援助の際にポイントとなる点を具体的に記している。これは、私自身が、多くの患者さんとの関係の中で学んできたことであると同時に、私自身の人生から学んだことでもある。したがって、精神医学的な観点から書かれた生き方術の本でもある。

私自身、人はどう生きるべきか、どうすればその人自身を活かせるのか、本当の自分、本当の幸福に出会えるのか、ということを幼い頃から考えてきた。それは多分に、余り幸福とはいえない人たちの中で育ってきたせいだろうが、そうした中で、私自身の人生も、必然的に翻弄されたものであった。

私は先人の知恵にその答えを求めようとして、文学や哲学や心理学を学んだ。私が最初、専門分野に選んだのは哲学だった。思索や抽象的な思考の世界に魅了されつつも、その一方で、そうした世界にだけいることが、本当に生きることではないと思うようになった。体のいい現実逃避に思えてきたのだ。当時の私は、二年ほど、ろくに日にも当たらずに、すっかり引きこもった生活をしていた。もっと現実の中で多くの人と出会い、本当の人生を生きたいと思うようになった。

医者になる決心をして、当時、哲学科の主任教授だった山本信先生のところに恐る恐る挨拶にいくと、叱られるのかと思っていたのに、「それは、よかった」と手放しで喜ばれたので拍子抜けした。影も姿も見せない不肖の教え子の行く末を、案じてくださっていたのだろう。

長い学生生活の末、私が医学部を卒業し医者になったのは、二十七歳のときである。まだ遍歴癖がなおらなかった私は、九州の精神病院に赴任した。意外にも、そこで私は師とする人物に出会うこととなった。精神療法の大家、神田橋條治先生の門下である柴田史朗先生である。お会いした瞬間、私は、この先生のようになりたいと思った。包むような温かさとともに、深い英知と精神性を湛えた、不思議な雰囲気を持っていらしたのだ。柴田先生は、論文や研究といったことは嫌いで、患者さんを診ることに無上の喜びを感じるタイプの精神科医だった。私は柴田先生から、精神療法の手ほどきを受けた。今も、私の診療スタイルや患者さんとの接し方の基本は、柴田先生から頂いたものである。

その後、関西に戻って、臨床医として働く傍ら、母校の大学院に通って、精神医学、神経生物学の研究に携わり、林拓二先生、大森治紀先生、姜英男先生にご指導を受けた。その間も、私の根底にある問題意識は同じであり、パーソナリティ障害に苦しむ患者さんや、先人の業績や人生から私なりに学び続けた。

そうした私にとって、十年ほど前から医療少年院で仕事をするようになったことは、大きな転機であった。そこで私は、重いパーソナリティの問題を抱えた子供たちに、大勢出会うこととなった。子供たちは、どの子も劣らず重いものを抱え、二十年に満たない時間の中で、無残なほどに壊されていた。だが同時に、若さゆえに大きな可塑《かそ》性を持ち、目をみはる成長や変化を示すことも、しばしばだった。医療少年院のケースは、パーソナリティ障害のごく初期の段階にあるものとしても、また、それゆえに治療の可能性を示すものとしても、非常に貴重なものだった。人は、与えられた環境によって、壊されもすれば、生かされもするということだけでなく、人は躓《つまず》いても立ち直っていけるということを、私は子供たちから教えてもらった。

本書は、多くの人から私が学んだことのエッセンスをまとめたものである。説明的にならずに、できるだけイメージ豊かに理解してもらうために、具体例を豊富に採り入れた。今回は、子供のケースは一部に留め、幅広い年代のケースを扱っている。一般人のものもあれば、有名人のものもある。極端な例から、卑近な例まで幅広く収録し、ポイントを理解する助けになるように努めた。なお、臨床例については、プライバシーを守るため、設定の変更を施してある。実際の例をヒントにしたフィクションと考えていただきたい。

また、巻末に「パーソナリティ自己診断シート」を付録としてつけた。これは医学的な正式の診断基準に準拠して作成したもので、簡単な質問に答えることで、パーソナリティの傾向を知り、パーソナリティ障害のスクリーニングを行えるものである。実際に使ってみれば、なかなか優れものだということが、おわかりいただけるだろう。ご自分や身近な人の傾向を客観的に知る助けとなるとともに、本書で述べている内容を、さらに実感をもって理解できることと思う。

本書では、理論のための理論ではなく、実際の臨床経験の中で得た経験知や人生の知恵を伝えることを重視した。そのほうが、本当の意味で役に立つと考えたからである。

多くの人生の失敗と成功から、自分に合った生き方を学んでくれたら幸いである。また、身近に困っている人がいる場合も、接する際の参考にしていただけたらと思う。

パーソナリティ障害は、一方で、苦しさや困難を引き起こすが、同時に、大きな力を生み出す可能性を秘めている。その人に合った生き方を選べるかどうかが、運命の分かれ目となるだろう。

# 第Ⅰ部 パーソナリティ障害の本質

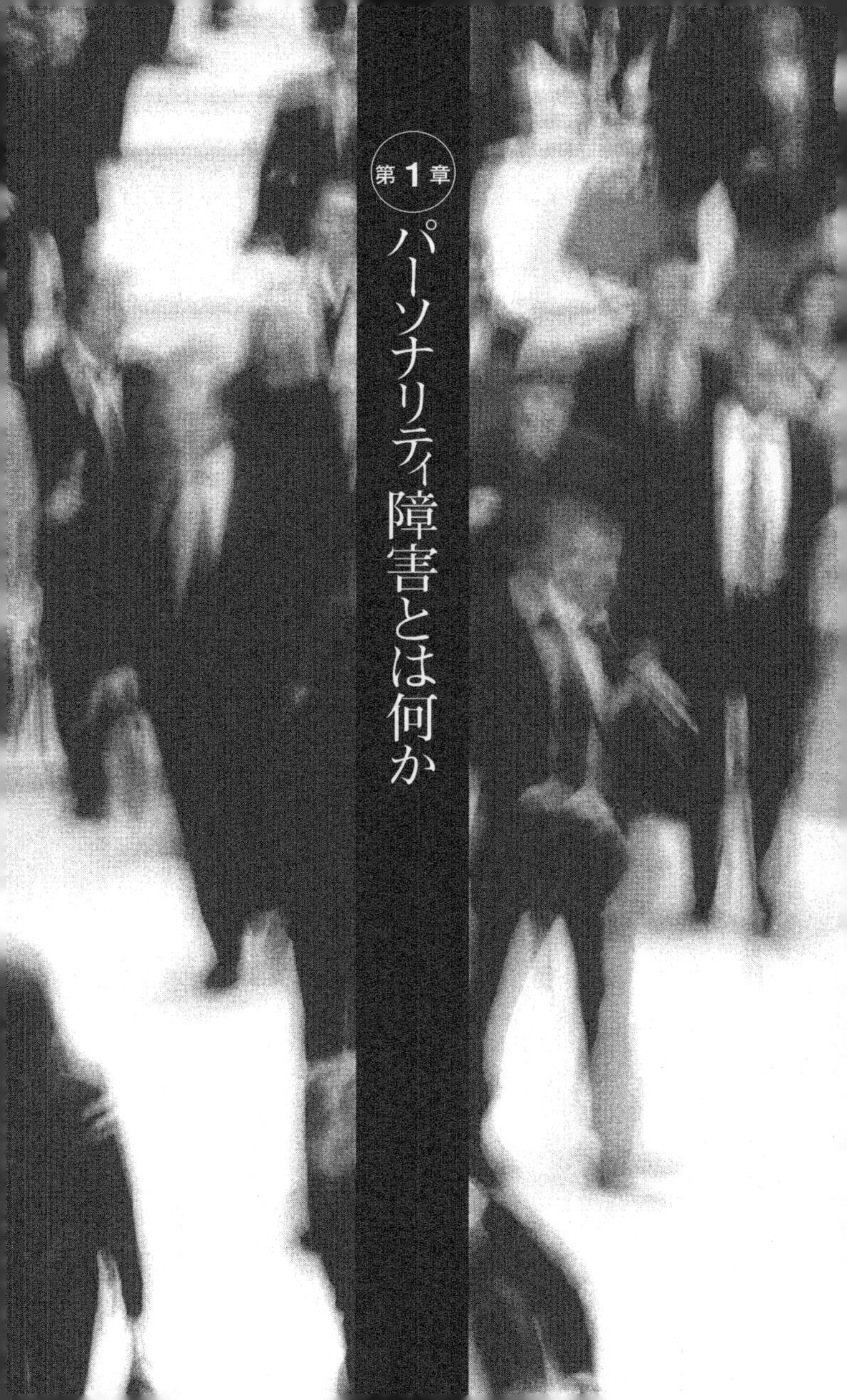

# 第1章 パーソナリティ障害とは何か

## 行きすぎた考え方や行動の偏り

パーソナリティ障害は、一言でいえば、偏った考え方や行動パターンのため、家庭生活や社会生活に支障をきたした状態といえる。

「パーソナリティ障害」の前身である「精神病質」という概念を完成させた、ドイツの精神病理学者クルト・シュナイダーは、「性格の偏りのために、自分で苦しんだり、周囲を苦しめるもの」という定義を行なった。現在の「パーソナリティ障害」の概念も、基本的にはそれを継承しているといえる。米国精神医学会の最新の診断基準であるＤＳＭ－Ⅳでは、「著しく偏った、内的体験および行動の持続的様式」とされる（パーソナリティ障害の全般的診断基準」参照）。

物事の受け止め方や行動の仕方には、当然個人差があって、ある程度までは「個性」や「性格」として尊重されるべきものである。プライドの高い人。世間体を気にする人。すぐに人を信じてしまう人。融通の利かない人。一人のほうが気楽な人。そうした傾向は、人それぞれであり、いいとか悪いとかということではない。

ただ、こうした傾向も度が過ぎると、ちょっと困る場合が出てくる。例えば、プライドを持つことは大切だが、プライドが高すぎて、他人から欠点を指摘されることが許せない人がいる。親切で教えてくれていても、貶《けな》されたと受け取ってしまい、怒り出してしまったりする。こう

**パーソナリティ障害の全般的診断基準**

A. その人の属する文化から期待されるものより著しく偏った、内的体験および行動の持続的様式。この様式は以下の領域の２つ（またはそれ以上）の領域に現れる。
　(1) 認知（すなわち、自己、他者、および出来事を知覚し解釈する仕方）
　(2) 感情性（すなわち、情動反応の範囲、強さ、不安定性、および適切さ）
　(3) 対人関係機能
　(4) 衝動の制御
B. その持続的様式は柔軟性がなく、個人的および社会的状況の幅広い範囲に広がっている。
C. その持続的様式が、臨床的に著しい苦痛、または社会的、職業的、または他の重要な領域における機能の障害を引き起こしている。
D. その様式は安定し、長期間続いており、その始まりは少なくとも青年期または成人期早期にまでさかのぼることができる。
E. その持続的様式は、他の精神疾患の表れ、またはその結果ではうまく説明されない。
F. その持続的様式は、物質（例：乱用薬物、投薬）または一般身体疾患（例：頭部外傷）の直接的な生理学的作用によるものではない。

『DSM-Ⅳ-TR 精神疾患の分類と診断の手引 新訂版』（医学書院）より

いう人は、人に訊ねたり、教えてもらうということが苦手である。そのため、とんでもない失敗をしたり、せっかくの能力が活かせないということにもなりやすい。

それとは反対に、自信がなくて、自分を無能だと思い込んでいる人がいる。本当はたくさん長所があるのに、自分は人より劣っていると信じ込んでいるのだ。こういう人は、自分の能力を半分も発揮できない。しかも、自信たっぷりな人を見ると、それだけで圧倒されてしまい、崇拝さえしてしまう。時には、自分の人生を投げ打って、自信たっぷりな人の言いなりになってしまうこともある。客観的な目で見れば、その人のほうが、崇拝している相手より優れているのに、ただ自信がないばかりに、自分を低く扱ってしまうのである。

それでも、本人がそれでよければいいではないかということになるのだが、たいてい本人だけの問題ですまなくなる。

プライドが高すぎる人の場合でいえば、みんなが協調して仕事をしないといけない場に、こういうタイプの人がいると、周囲はかなりやりづらい。ましてや、上司やトップがこういう人物だと、部下はたいていやる気をなくす。部下の自主性よりも、ボスの気まぐれな好みや判断が絶対となるからだ。本人は自身の問題に気づかないので、なおのこと周囲は困ってしまうのである。

では、逆の自信欠乏の場合なら、さほど周囲に害はなかろうと思うかもしれないが、そうとも限らないのだ。この場合、自分に自信がないのを補おうとして、人に救いを求めようとする。一人の人物に依存したり、従属する場合もあるが、集団で寄り集まる場合もある。自分の意志を持たない分、危なっかしいことも起こる。

後でも述べるが、暴走族とか犯罪集団とか新興宗教の周辺には、こういう問題を抱えている人々が集まって、輪を大きくしているという現実がある。いったん暴走し始めると、一見自信のない、虫も殺さないような人が、日頃のコンプレックスゆえに、おぞましい行為を平気でやってしまうことがある。

いずれにしろ、まず、ここまでで押さえておいてほしいのは、パーソナリティ障害とは、バランスの問題であり、ある傾向が極端になることに問題があるということである。パーソナリティ障害かどうかのポイントは、本人あるいは周囲が、そうした偏った考え方や行動でかなり困っているかどうかということである。ただし、本人は案外困っていないことも少なくないので、いっそう周囲は困ることになる。

また、そうした傾向が青年期もしくは成人早期には始まっていて、薬物や他の精神疾患などの影響で生じたものでないことも診断の要件となる。

## パーソナリティ障害に共通する特徴

パーソナリティ障害と一口でいっても、先の例が示す通り、全く正反対の特徴を備えていることもある。多くのタイプがあって、それぞれに違った特徴がある。第二部で詳しくみていくが、DSM-Ⅳの診断基準に挙げられているものだけで、十のタイプが記載されている。

しかし、パーソナリティ障害は、ただ「著しく偏った」というだけの、それぞれ別個ばらばらのものかというと、そうではない。パーソナリティ障害全般に通じるもっと根本的な共通点があって、それを知ることは、健全なパーソナリティと不健全なパーソナリティ障害を見分ける眼力を持つことになるし、また診断基準が教えてくれないパーソナリティ障害の本質を理解することにもつながる。

まず、パーソナリティ障害の人の特徴は、「自分に強いこだわりを持っている」ということである。口に出していうかいわないかは別にして、パーソナリティ障害の人は、自分に囚われている。それが、すばらしい理想的な自分であれ、みすぼらしく劣等感にまみれた自分であれ、自分という強迫観念から逃れられないのだ。自分についてばかり語りたがる人も、自分のことを決して他人に打ち明けない人も、どちらも、自分へのこだわりという点では同じである。

もう一つの共通する特徴は、「とても傷つきやすい」ということである。健康なパーソナリティの人には、何でもない一言や些細な素振りさえ、パーソナリティ障害の人を深く傷つける。軽い冗談のつもりの一言を、ひどい侮辱と受け取ってしまったり、無意味な咳払いや、雨戸を閉める音にさえ、悪意を感じて傷つくこともある。

この二つの特徴は、現実の対人関係の中で、もう一つの重要な共通点となって現れる。つまり、「対等で信頼し合った人間関係を築くことの障害」である。それは、さらに、愛すること、信じることの障害にもつながる。どのタイプのパーソナリティ障害でも、愛し下手という問題を抱えている。尽くす愛、溺れる愛、貪る愛、押しつける愛、試す愛、愛せない愛……そのタイプはさまざまだが、愛の歪みやバランスの悪さが、当人を、あるいはパートナーや家族を、安定した幸せから遠ざけるという点では、同じである。

以上の目安がそろっていれば、そこにはパーソナリティ障害が存在していると考えて、ほぼ間違いないだろう。

## 自己愛の病としての側面

上に述べたパーソナリティ障害の特徴、つまり、自分へのこだわりと傷つきやすさ、そして、信頼したり、愛することとの障害は、パーソナリティ障害が自己愛の障害であることに由来している。

自己愛とは何だろう。簡単にいってしまえば、自分を大切にできる能力である。それは、人間が生きていく上で、もっとも基本的な能力である。この能力が、きちんと育っているから、人は少々厭なことがあっても、すぐに命を絶ったり、絶望しないで生き続けることができるのだ。

不幸にして、この自己愛が適切に育っていないと、自分を大切にすることができない。ひどい場合には、些細なことで、自分を傷つけたり、時には命を絶ってしまうということが起こる。健康な自己愛に恵まれた人には、こうした行動をとることが、全く理解できない。わざとらしい行為という見方でしか受け取られないことも多い。だが、重い自己愛の障害を抱えている人にとっては、生き続けることは、大変な試練と苦行の連続なのである。

こうした強い自己否定感は、境界性パーソナリティ障害として知られるタイプで典型的に認められるが、それは、まさに自己愛が損なわれていることから来ている。逆に弱さや傷つきやすさを補おうと、自己愛が過剰に肥大している場合もある。自己愛性パーソナリティ障害と呼ばれるものだ。

境界性パーソナリティ障害が、自己愛の病理を抱えていることを、最初に指摘したのは、ボーダーライン治療のパイオニアでもあったマスターソンである。マスターソンは、境界性パーソナリティ障害と自己愛性パーソナリティ障害が、自己愛の障害の表裏の両面であり、競争に勝ち抜き、自信たっぷりに振舞う「自己愛型防衛」の成功と破綻によって、いずれの側にも移行しうることを示した。

その後、さまざまなタイプのパーソナリティ障害に対する治療の試みが広がるにつれて、その根底に自己愛の病理が指摘されるようになった。多様なパーソナリティ障害のタイプは、傷つきやすい自己愛のさまざまな防衛の形態として、理解することもできる。また、その防衛が崩れたとき、どのタイプのパーソナリティ障害も、境界性パーソナリティ障害の様相を帯びるのである。

## 生きづらさを補う適応戦略

パーソナリティ障害の人は、前項で述べたように、傷つきやすい自己愛に由来する生きづらさの中で暮らしている。それは、本人が自覚する、しないにかかわらず、本人や周囲の生活、人生に困難をもたらす。だが、どんな状況でも、人は生きねばならない。人は本来、どういう環境にあろうと、死ぬ瞬間まで生き抜くように作られているのである。生きようとする命の力と、抱えている生きづらさは、せめぎ合いながら、その人特有の適応パターンを織り成していく。つまり、パーソナリティ障害とは、生きづらさを補うための適応戦略だともいえる。

離陸した早々に、片羽根が傷ついたからといって、人間は飛ぶのをやめる訳にはいかない。傷ついた片羽根を抱えながら、飛び続けるための必死の努力と対処の結果生み出されたものが、少し変わった飛び方であり、パーソナリティ障害の人の認知と行動のスタイルなのだ。何不自由なく飛んでいる者から見れば、それは、少し奇異で、大げさで、危なっかしく、不安定に思えるだろう。ひどく傍迷惑なものとして受け止められる場合もある。だが、少々変わった、度の過ぎた振舞いには、その人が抱えている生きづらさが反映されているのであり、傷ついた片羽根で、必死に飛び続けてきた結果なのである。

こうした考え方は、アーロン・ベックによって創始された認知療法の捉え方でもある。認知療法では、人それぞれが、これまでの体験の中で発達させた認知（物事の受け止め方）や行動の様式をスキーマと呼ぶ。例えば、演技性パーソナリティ障害の人は、「人から注目されなければ、私は無価値になる」という「信念」を持ち、その偏った信念に基づいて、誰かれかまわず、気を引くような行動をとったり、貴族の末裔であるという話を、まことしやかに、でっち上げたりしてしまうのである。

こうした誤った生存戦略は、まだ幼かった頃、満たされなかった欲求を、紛らわすために不適切にも身につけてしまったものなのである。

パーソナリティ障害の人は、たいていどこか子供っぽい印象を与えることが多い。それは、彼らが子供時代の課題を乗り越えておらず、大人になっても、子供のような行動をとってしまうためである。人はそれぞれの段階の欲求を十分に満たし、成し遂げるべき課題を達成して、はじめて次の段階に進めるのである。パーソナリティ障害の人は、その意味で、いまだに子供時代を終えていないともいえるだろう。

## 優れた点も

パーソナリティ障害の人が発達させる必死の適応戦略は、一風変わった、その人独特の認識やライフスタイルを生み出していく。この極端さは、別の見方をすれば、すぐれて「個性的」だと捉えることもできる。パーソナリティ障害の人は、幼い頃から抱えている生きづらさを必死に補おうとして、特別の能力を身につけ、磨きをかけていく。ハンディを持つがゆえの、代償性過剰発達が起こりやすいのである。それが、適材適所のチャンスに恵まれれば、一つの才能として開花することもある。

適応の戦略はさまざまで、それゆえ、発達させる能力も、各タイプによって異なるのだが、例えばあるタイプに見られるのは、表現する能力であり、対人関係を操る能力である。ハンディを負いながら生き抜いていくには、どうしても他者の力を借りることが、生存戦略上、欠かせない。他人に庇護や応援を求めることが必要なのである。そのために、しばしば他人の心を動かす不思議な能力を発達させるのである。

児童相談所で働く方から、こんな話を聞いたことがある。虐待を受けている乳幼児は、まだ物心もついていないのに、職員に愛想笑いをするというのだ。もう少し年齢が上がると反応はより複雑になるものの、不遇な境遇に育った子供たちと接するとき、私も何か惹きつけられるものを感じる。幸乏しい養育環境に置かれた子供は、その状況の悲惨さとは裏腹に、こちらの心をくすぐる何かを放っている。それは、たっぷり愛情と保護を与えられた子供の満ち足りた輝きとは異なる、別の不思議なオーラだ。

それは、とてもネガティブな感情を引き起こすこともあるのだが、そうした部分さえ含めて、やはり何かをしなければと、日頃の仕事に擦り切れかけた保護本能を掻き立てるものを持っている。

私はいろんな人たちの自伝や評伝を読むのが好きで、ジャンルを問わずに、さまざまな人生の物語に接してきた。そうした中で、人の心を揺さぶる、傑出した能力を持つ者は、しばしば、恵まれない幼年期や屈折した子供時代を過ごしていることを知った。彼らが後年の人生で発揮する能力は、生きづらさを抱え、生き残りを賭けた日々の戦いの中で、知らず知らずのうちに、発達させたものといえる。

こうした能力を活かすことは、彼らが生き延びていく上で欠かせない。しかし、同時に注意も必要だ。しばしば、こうした能力を、自覚的、無自覚的に乱用して、その力に溺れ、他の能力を発達させることを怠ってしまう場合もあるのだ。その結果は、健全な自立ではなく、操作できる他者に依存したり、寄生することで終わってしまうことになりかねない。偏った能力ばかりを肥大させることは、多くの場合、幸福にはつながらないのである。

後にも述べるように、自立に向けた、バランスのとれた生きる力を身につけることが、大切なのである。

# 第2章 パーソナリティ障害はなぜ生まれるのか

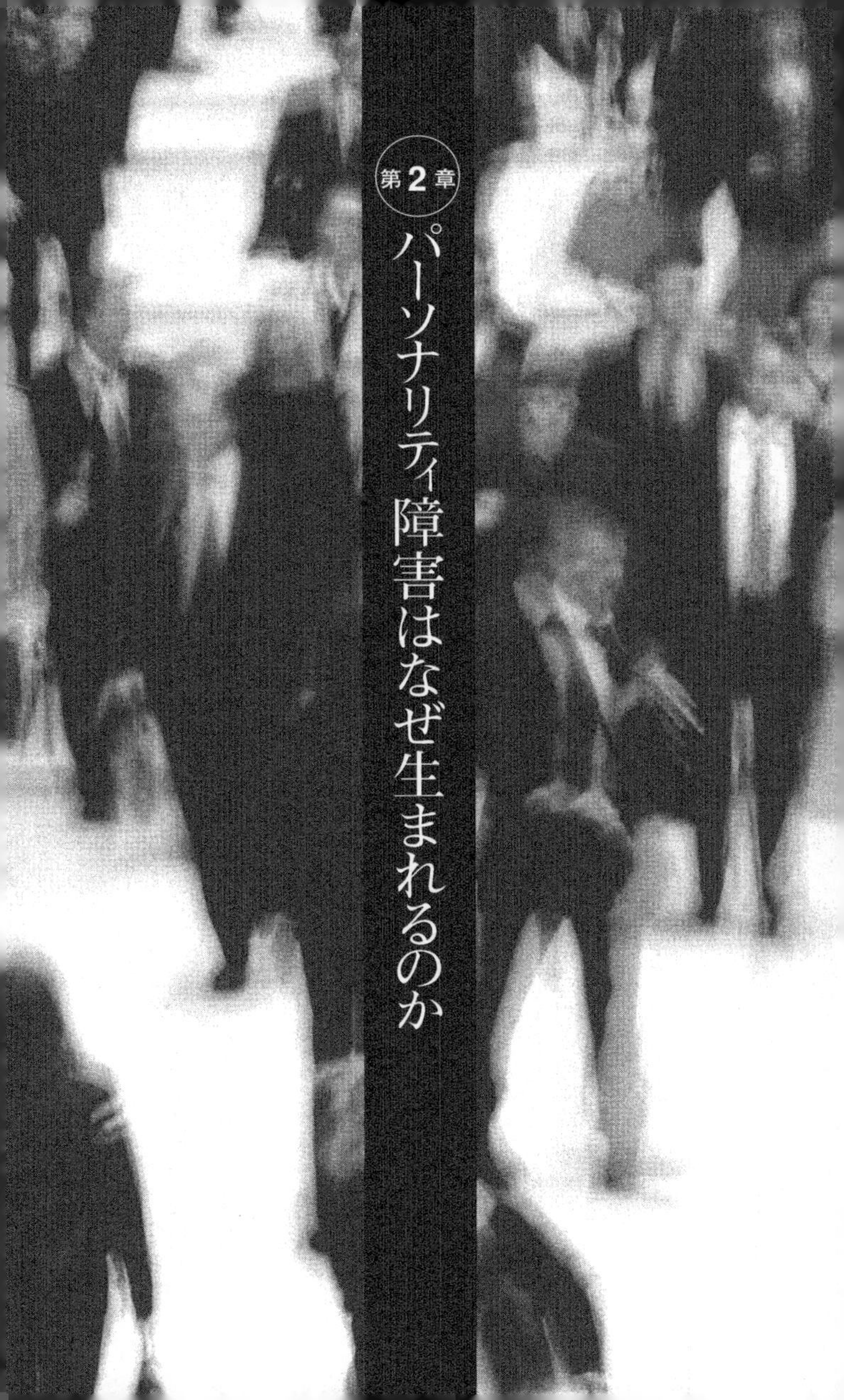

## 遺伝か環境か

パーソナリティ障害の特徴として見てきた、自分へのこだわりや、傷つきやすさや、愛し下手、あるいは、その根底にある自己愛の障害は、どのようにして生まれたのだろうか。本章では、パーソナリティ障害の原因について考えてみたい。

パーソナリティ障害の原因としては、大きく分けて、遺伝的な要因と環境的な要因の関与が考えられる。

最近の生物学的研究は、パーソナリティ障害への遺伝的因子の関与を示す報告を、徐々に増やしている。神経伝達物質のドーパミンの受容体の多型(注1)(遺伝子配列の細かなバリエーション)が、新奇性探求(注2)と関連があるとされ、また、同じく神経伝達物質であるセロトニンの受容体やトランスポーター遺伝子(注3)の多型が、それぞれ衝動性や不安性格と関係があるとされる。ただ、パーソナリティ障害そのものより、新奇性探求のような、パーソナリティの各特性との関連を調べた研究が中心である。

パーソナリティ障害における遺伝的因子の影響の程度を、もっと直接的に調べる方法として、双生児研究がある。

ご存知のように、双生児には、遺伝的に同一な一卵性と、遺伝的には、通常の兄弟と同じ程度異なっている二卵性があるが、その違いをうまく利用するのである。

ある研究では、異なる環境で育った七組の一卵性双生児と、同じ環境で育った十八組の二卵性双生児について、境界性パーソナリティ障害の発症の有無を調べたところ、後者には、境界性パーソナリティ障害が両方の子供に見られるというケースが二組あったが、前者のケースでは、両方に境界性パーソナリティ障害が認められたケースは一例もなかったという。境界性パーソナリティ障害には、遺伝より環境のほうが重要であることを示した研究である。

研究によっては、遺伝的影響の関与が比較的大きいことを示唆するものもある。これまでも、失調型《スキゾタイパル》パーソナリティ障害などでは、遺伝的な関与が比較的大きいといわれてきたが、最近では、境界性、自己愛性、演技性、強迫性パーソナリティ障害などでも、遺伝的な影響が比較的大きいとする報告もある。

双生児研究によって推定された、パーソナリティ障害への遺伝的影響の占める割合は、研究によりバラツキがあり、四五～六〇％で、平均でおよそ五割程度、つまり環境要因と相半ばすると考えるのが、当たらずとも遠からずのようだ。ただし、双生児研究では、遺伝的要因の比率がやや高めに算出される傾向があるともいわれ、同様の方法で求めた、他の数字と比べると一つの目安になる。

ちなみに、同じ双生児研究で推定された、肥満への遺伝的要因の影響は、約五～八割、ＩＱ

は六～八割程度、高血圧は八割程度、統合失調症も八割。I型糖尿病が九割弱とされる。それらと比較すると、パーソナリティ障害における環境的な要因の重要さがおわかりいただけると思う。

遺伝的な要因は、どうすることもできないし、全体で見れば、百年二百年で変わるわけでもない。にもかかわらず、これほどパーソナリティ障害が、昨今急速に存在感を増しているということは、環境要因の変化によるもの以外の何物でもない。パーソナリティ障害の治療に携わっている多くの臨床家も、遺伝的要因よりも環境的要因の重要さを日々痛感しているのではないだろうか。

注1 受容体：神経終末から放出された神経伝達物質を受け取る部位で、特定の伝達物質だけと結合するような構造を持つ。結合する伝達物質の種類により、ドーパミン受容体とかセロトニン受容体と呼ばれる。

注2 新奇性探求：アメリカの精神科医クロニンジャーは、「新奇性探求」、「損害回避」、「報酬依存」、「固執」、「自己志向」、「協調」、「自己超越」の七因子に基づく人格理論を提案した。新奇性探求は、新しい経験を積極的に求める傾向である。

注3 トランスポーター：放出された伝達物質は、もう一度取り込まれ、再利用されるが、その際に、運び役となるたんぱく質。トランスポーター遺伝子のバリエーションによって、伝達物質の回収の効率が変わり、神経伝達に影響を与える。

## 「ほどよい母親」と自我の基盤

したがって、以下では環境的な要因について考えていくことになる。ところで、そもそも環境的要因とは何だろうか。

子供にとっての環境は、大人が感じる環境とはまるで違っている。幼い子供にとって、親が裕福だとか、大きくて立派な家に住んでいるといったことは、余り重要でない。

幼い子供は、たいていの物質的な環境は、そのまま受け入れ、適応する。子供にとって、重要な環境とは、いうまでもなく愛情と保護である。その中で子供は、自分が安全に守られた存在であり、より大きな存在と、しっかりつながっているということを、体と心で身につけるのである。この人格形成のもっとも根幹となる過程は、およそ満二歳までに行われる。

精神分析の泰斗フロイトの末娘でもあるアンナ・フロイトは、ナチスの手を逃れ、父親とともに亡命した先のロンドンで、戦時下の保育所を開設した。ロンドン郊外のハムステッドの保育所には、空襲の激化とともに、大勢の幼い子供たちが預けられた。アンナは、そこでの精緻な観察を残したが、乳幼児期に親から引き離された子供たちが、どういう影響を受けるかという貴重な記録となった。

その中で、アンナは、トニィという子のケースを報告している。トニィは、二歳九ヶ月のとき保育所に来るまでも、父親の兵役や母親の病気のために、あちこちをたらい回しにされて生活していた。

「（トニィは、）恐ろしいほど人間に無関心になってしまったことがわかった。顔立ちは非常に良いけれども、表情がなく、たまに作り笑いをするくらいである。恥ずかしがることもないし、でしゃばることもなく、自分の置かれたところに平気でいることができ、新しい環境に全く恐れを感じていないようであった。どの人にも区別をつけることなく、誰にもしがみつかず、誰をも拒否しなかった。食べ、眠り、遊び、誰とも問題を起こさなかった。ただ唯一の異常な特徴は、すべての感情が全くないと思えることであった」（『家庭なき幼児たち』中沢たえこ訳）

トニィは、どの職員に対しても、まったく懐こうとしなかった。今日、愛着障害として知られるものである。アンナが「氷のような」と呼んだ状態は、トニィが病気になり、他の子供たちと引き離されて、一人の看護婦に付き添われて過ごすようになって、少しずつ崩れ始めた。トニィは、体温を測るために、付き添いの看護婦に、膝の上に抱かれて、肩に手を回されることを好んだ。「この特別な位置が、明らかに彼に母親の腕の中にいた時の思い出を呼び戻したのである」と、アンナは書き記している。

母親の愛情を失うことによる情緒的引きこもりが、トニィとは逆の形で見られるケースもある。例えば、エベリンという少女のケースである。エベリンは、ことあるごとに感情を爆発させ、発作的に笑ったり泣いたりを繰り返したのである。

その後、早期に母親の愛情を奪われる「母性剝奪」が、子供のパーソナリティ形成に重大な影を落とすことが知られるようになった。今日では、生後一年くらいの間に形作られる「愛着」パターンが、その後の対人関係や子育てにも影響することがわかっている。

イギリスの児童精神科医ウィニコットは、小児科医として働く中で、情緒や行動にトラブルを持つ子供が、赤ん坊の頃からすでに情緒的発達に問題を抱えていたことに気づいた。それらのケースでは、母親がさまざまな理由で、子供に全面的な愛情を注げていなかった。ウィニコットは、子供の自我が健全に育まれるためには、彼が「母性的没頭」と呼んだ、子供と一体化した熱中が何よりも必要であり、「ほどよい母親」の愛情と世話によって、子供は自分の存在を、連続性を持った確かなものとして感じられるようになると考えた。この「ほどよい」とは、やりすぎないという意味ではなく、幼児の欲求を以心伝心で適切に満たす、乳児と一体化したという意味である。逆に母親が、人生の出発の段階で、掛け値のない愛情を注げなかったり、必要な共感と「だっこ」を与えられないと、自我の連続性の発達は損なわれ、「本当の自己」とは別の「偽りの自己」に分裂を起こすと考えた。

フロイト派の精神分析家バリントは、『基底欠損』（邦訳『治療論からみた退行』）において、従来の精神分析的手法では、改善するどころか、病的な退行を引き起こす症例を報告した。そうした症例では、自我が脆弱で、問題に向かい合い、葛藤するのではなく、依存的な二者関係に陥っていく。バリントは、こうした状態を、根本的な障害という意味で「基底欠損」と呼び、乳児の段階で、母親から適切な愛情とケアを受けられなかったことに由来していると考えた。

ウィニコットの「偽りの自己」も、バリントの「基底欠損」も、重いパーソナリティ障害の状態と考えられ、その原因が、人生の最早期の養育にあることを示唆した先駆的な業績といえる。

その後の多くの研究も、重度のパーソナリティ障害に苦しむ人が、人生の最早期に、子供に本来与えられるべき愛情と世話が適切に与えられなかったことを示している。この時期の虐待や育児放棄は、いずれにしろ、極めて深刻な結果を生む。この時期の無条件に与えられる母親の愛情が、確かな自我の基盤を形作るのである。それが損なわれると、自我自体が極めて脆いものとなり、人とつながることも困難になるのである。

## 分離—個体化期の障害

乳児期が終息に近づき、よちよち歩きを始めた頃から、子供は次の段階を迎える。およそ一歳半から三歳くらいまでの期間だ。この間に、子供たちは、徐々に、母親から分離を成し遂げる。この分離がスムーズにいくためには、母親が、子供を見守り、その欲求をほどよく満たしつつ、同時に、徐々に自分の手から離していかなければならない。この母子分離の過程が、余りに急速すぎたり、逆に母親が手放すのを躊躇したりすると、分離―個体化の過程に支障をきたすのである。

この段階においては、同時に、もう一つの重要な課題が成し遂げられる。それは、「対象恒常性」の発達である。乳児期の子供と母親との関係は、その瞬間その瞬間、部分部分でつながったものである。空腹になれば泣き、満腹になれば満足する。そういう存在にとっては、空腹を満たしてくれる母親は、「良い母親」であり、満たしてくれない母親は、「悪い母親」である。一人の同じ母親としては、まだつながらずに「分裂」しているのである。こうした関係を、乳幼児の精神分析を行なったメラニー・クラインは、「部分対象関係」と呼んだ。そうした関係が、一人の同じ母親とのトータルな関係として受け止められるようになったのが「全体対象関係」であり、その移行が生じるのが、この段階なのである。

ところが、比較的重いパーソナリティ障害では、まさに、「全体対象関係」の発達が不十分で、容易に「部分対象関係」に後退しやすいという特徴を持っている。「部分対象関係」では、自分の思い通りになれば「良い」人であり、「味方」であるが、思い通りにならなければ「悪い」人や「敵」に容易に変わってしまう。「すべて良い」か「すべて悪い」、「全か無か《オール・オア・ナン》」の二分法的で両極端な思考や感情の動きを示すのである。

図1　クラインの対象関係論

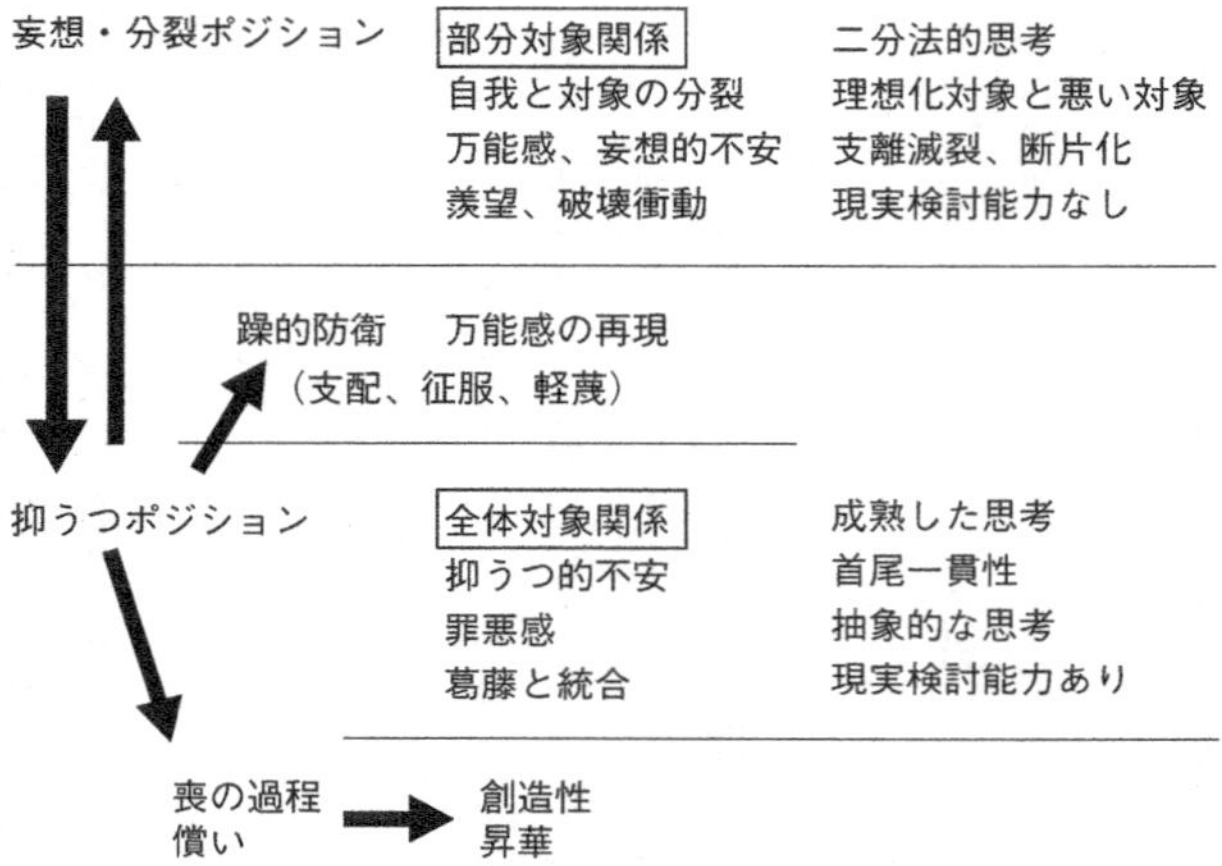


クラインは、こうした状態を、「妄想・分裂ポジション」と呼び、その後発展する自己反省的な「抑うつポジション」と区別した。自らの非を認めることができる「抑うつポジション」は、「全体対象関係」が発達し、相手とのトータルなつながりが生まれることと併行している。（図1参照）

「妄想・分裂ポジション」では、悪いことはすべて相手に投影される。これが、パーソナリティ障害の人が示す「傷つきやすさ」や有害な「攻撃性」の本態ともいえる。些細なことでキレて刃傷沙汰や殺人事件になってしまうのも、思い通りにならないという理由で、親が子を、子が親を殺してしまうのも、こうした特性のためである。

カーンバーグは、この段階の特徴を持つパ

図2　カーンバーグのパーソナリティ障害概念

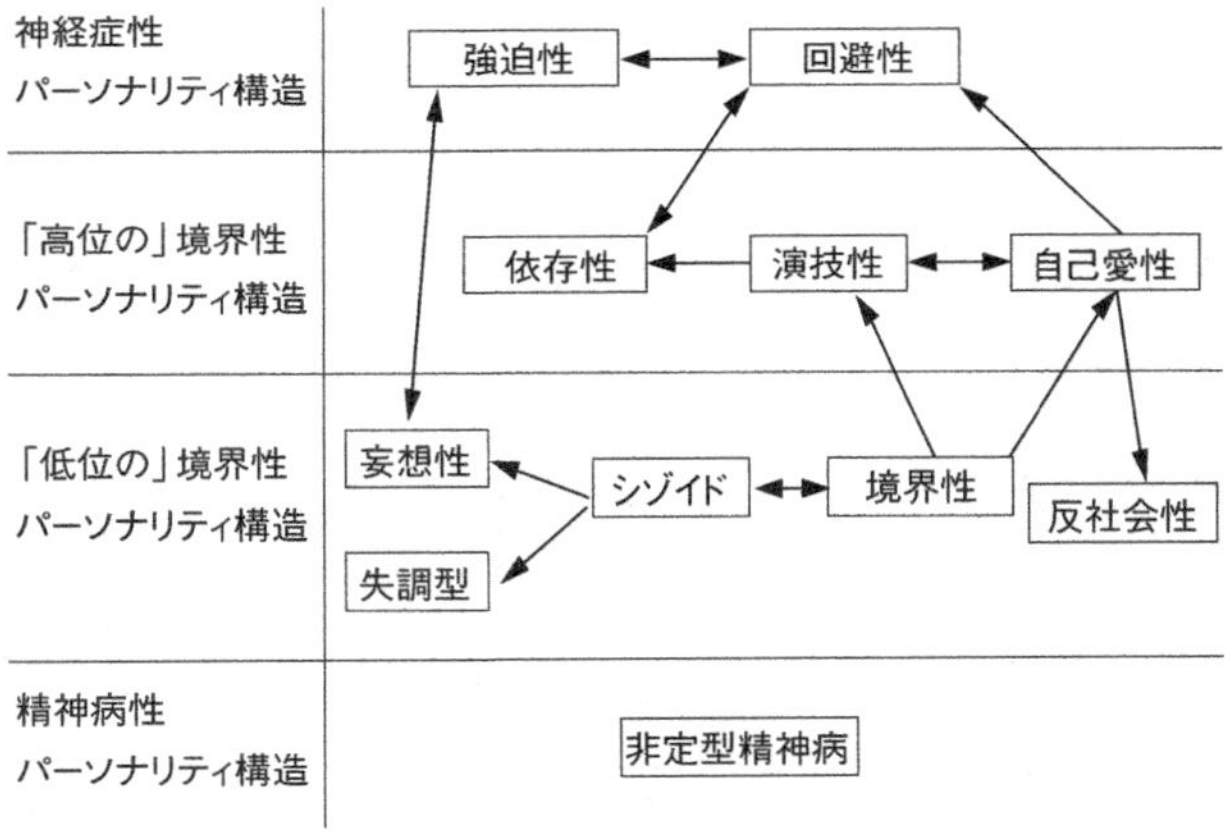


『Major Theories of Personality Disorder』収載の図より一部改変

ーソナリティ障害を、精神病レベルと神経症レベルの境目にあるという意味で「境界性パーソナリティ構造」と呼んだ。これは、今日、パーソナリティ障害と呼ばれるものの大部分を含む概念である。わずかに強迫性パーソナリティ障害と回避性パーソナリティ障害が、「神経症性パーソナリティ構造」に分類される。境界性レベルのパーソナリティ障害は、この段階の課題が十分達成されていないといえる。（図2参照）

　母親が子供に安心と満足を与えながら、同時に、徐々に分離を図っていくことによって、「対象恒常性」や「全体対象関係」の発達が促されるのだが、さまざまな事情で、その過程が妨げられると、この段階に留まったり、歪《いびつ》な発達を遂げることになる。その原因は母親の病気や死であることもあれば、夫婦仲の問題による生き別れのこともある。母親がいても、母親の側に、子供に愛情が注げない問題や事情を抱えている場合もある。

溺愛されすぎることも、好ましくない影響を与える。子供は、完全に満たされる時期と、次第に小さな傷つきにも耐えられる力を養う時期とがあるのだが、溺愛されたケースでは、母子融合が続いたままとなり、小さな傷つきに耐え、忍耐力や自己統御能力を養う、後の段階が損なわれている。こうした間違った子育てが起こりやすいのは、親や保護者の側に、傷つきや強い不安がある場合が多く、余計子育てをバランスの悪いものにする。

不幸にして、家庭の事情で、実父母が養育することができず、祖父母によって育てられたようなケースや、本人が病弱で、今にも死んでしまうのではないかと両親が不安を抱えながら育てたような場合、保護者側が、可哀想だと思う余り、肝心の躾の部分を怠ると、後年、とんでもないしっぺ返しを食らうことになる。

## 自己愛の病理

この分離—個体化の段階から四、五歳までの時期が、自己愛の発達にとっても、非常に重要な段階であることを指摘したのは、自己愛性パーソナリティ障害の治療と研究を行っていたアメリカの精神分析医コフートである。コフート以前の考え方では、自己愛は対象愛が発達する以前の、単に未熟な段階とみなされていた。しかし、コフートは、自己愛もまた対象愛と同様に大切なものであり、対象愛と平行して成長していくことにより、成熟した自己愛の形態に発展を遂げると考えたのである。

第一章でも述べたように、自己愛とは自分を大切にする能力である。それがバランスよく育っていると、人は幸福な人生を歩みやすくなる。自己愛が健全に育つためには、親によって自己愛の欲求が適度に満たされながら、同時に、親の助力や支配を徐々に脱していくように導かれる必要がある。その過程が、余りにも急速すぎたり、逆に親が支配を続けたりすると、自己愛の傷つきが生じるのである。

分離―個体化の時期に来ると、乳児の未分化な自己愛は、「誇大自己」と「親の理想像《イマーゴ》」と呼ばれる段階へと発展する。「誇大自己」は、万能感に溢れ、何でも思い通りになると思い、絶えず母親からの賞賛と見守りを求める存在である。「親の理想像《イマーゴ》」は、小さい頃、大抵の人にとって母親がそうであったように、神のように強く、優しく、何でも満たしてくれる理想的な存在である。「誇大自己」や「親の理想像《イマーゴ》」は、さらに高度な形態の自己愛である「自尊心」や「理想」に発展していく中間産物である。

コフートは、この「誇大自己」の顕示・承認欲求が、親によって程よく満たされないと、いつまでもその人の中に残ってしまい、病的な発達を遂げると考えた。また、「親の理想像《イマーゴ》」が

図3　コフートの自己愛障害理論

| | 誇大自己の領域 | 全能対象（理想化対象）の領域 |
|---|---|---|
| 健康な<br>成熟した形態 | 肯定的な自己評価<br>自信、自尊心 | 他者への共感、現実的な理想<br>創造性、ユーモアと英知 |
| 自己愛パーソナリティ障害 | 誇大自己の段階<br>自己顕示的欲求<br>鏡像転移 | 全能対象の段階<br>親の理想像《イマーゴ》の支配<br>理想化転移 |
| （境界状態） | 誇大自己の断片化<br>心気症、退行 | 全能対象の断片化<br>神秘体験、漠然とした畏怖 |
| 精神病状態 | 誇大自己の<br>妄想的復元 | 全能対象の妄想的復元 |

コフート『自己の分析』（水野信義・笠原嘉監訳）図1より一部改変

現実の親によってひどく裏切られると、過度に理想化したものとして存続し、その人を支配し続けることになる。

記憶力のいい方は、自分の子供の頃のことを思い返してみるといいだろう。「お母さん、見て」と、すぐに親の眼差しを求めていたご自分を覚えているだろうか。また、神のような存在に思えていた親が、いつの日か、現実サイズの、どこか色あせた存在に縮んでいって、親に誉めてもらうことがそれ程重要なことではなくなった、緩やかな失望の過程を覚えているだろうか。それは、まさに、自己愛の成熟の軌跡なのである。今も親を過度に理想化していたり、誉めてもらいたいと思っているとしたら、その移行が余り滑らかでなかったのかもしれない。

コフートは、自己愛性パーソナリティ障害の治療を行う中で、患者の中に幼く万能感に満ちた誇大自己が活発に現れるようになり、患者が鏡のように賞賛を映し返してくれることを求めたり、治療者を過度に理想化することに気づいた。コフートは、それを「鏡像転移」、「理想化転移」と名づけた。それは、幼い頃、親によって満たされなかった自己顕示や自己承認の欲求であり、親を尊敬し、理想の存在として自分の中に取り入れたいという、叶わなかった願望だった。治療者は、誇大自己の要求を満たしながら、徐々により高次の形態の自己愛へと発達を促していく。(図3参照)

だが、幼い誇大自己は、自己反省が苦手であり、思い通りにならないことに対しては、全能感を傷つけられ、「自己愛的な怒り」で反応する。要するに癇癪を起こし、キレるのだ。

こうした状況は、コフート自身が認めているように、クラインの「妄想・分裂ポジション」に相当する。つまり、コフートが「自己愛の障害」という観点から扱っていた問題は、クラインが「部分対象関係」と呼び、カーンバーグが「境界性パーソナリティ構造」と呼んだものと同じ現象に、別のアングルからアプローチしたものだといえる。

実際、コフートが指摘した構造は、他のパーソナリティ障害の治療においても出現する。反社会的な行動をする非行少年においても、また然りである。多くのパーソナリティ障害が、自己愛の病理を抱えているのである。コフートが摘出した自己愛のダイナミズムは、まさしく現代人に急速に広まりつつある心や行動の様式でもある。

このように、パーソナリティ障害を生むもっとも大きな原因は、多くの場合、親（親の不在を含めて）だという現実がある。親が子供に与えてやれるもっとも大切で、かけがえのないものは、自分を大切にする能力だと思う。この能力をたっぷり与えられなかった子供は、さまざまな生きづらさを抱えて生きることになる。大人たちは、そのことを忘れてはならない。

その後の人生での経験も、当然、パーソナリティの形成に影響するが、人生の最早期の愛情と世話の重要さに比べると、その比重は年齢とともに小さくなる。ただし、時には甚大な影響を持つ。喪失体験や挫折体験、迫害体験によって、人柄ががらっと変わることもある。しかし、そうした場合にも、人生の最早期が恵まれない人ほど、後の人生の悪影響も出やすいように思う。

## 心的外傷とパーソナリティ障害

パーソナリティ障害の病因論に新たな展開が生まれたのは、ＰＴＳＤ（心的外傷後ストレス障害）に関する一連の研究からである。

その中でも傑出した金字塔は、ジュディス・ハーマンの『心的外傷とその回復』であろう。ハーマンは、家庭内暴力やレイプの被害者、ベトナム戦争の帰還兵などの臨床記録を基に、ＰＴＳＤの症状と、そこからの回復の過程を、克明に描き出した。同時に、彼女は、ＰＴＳＤの

図4　小児期・青年期の外傷体験と人格障害

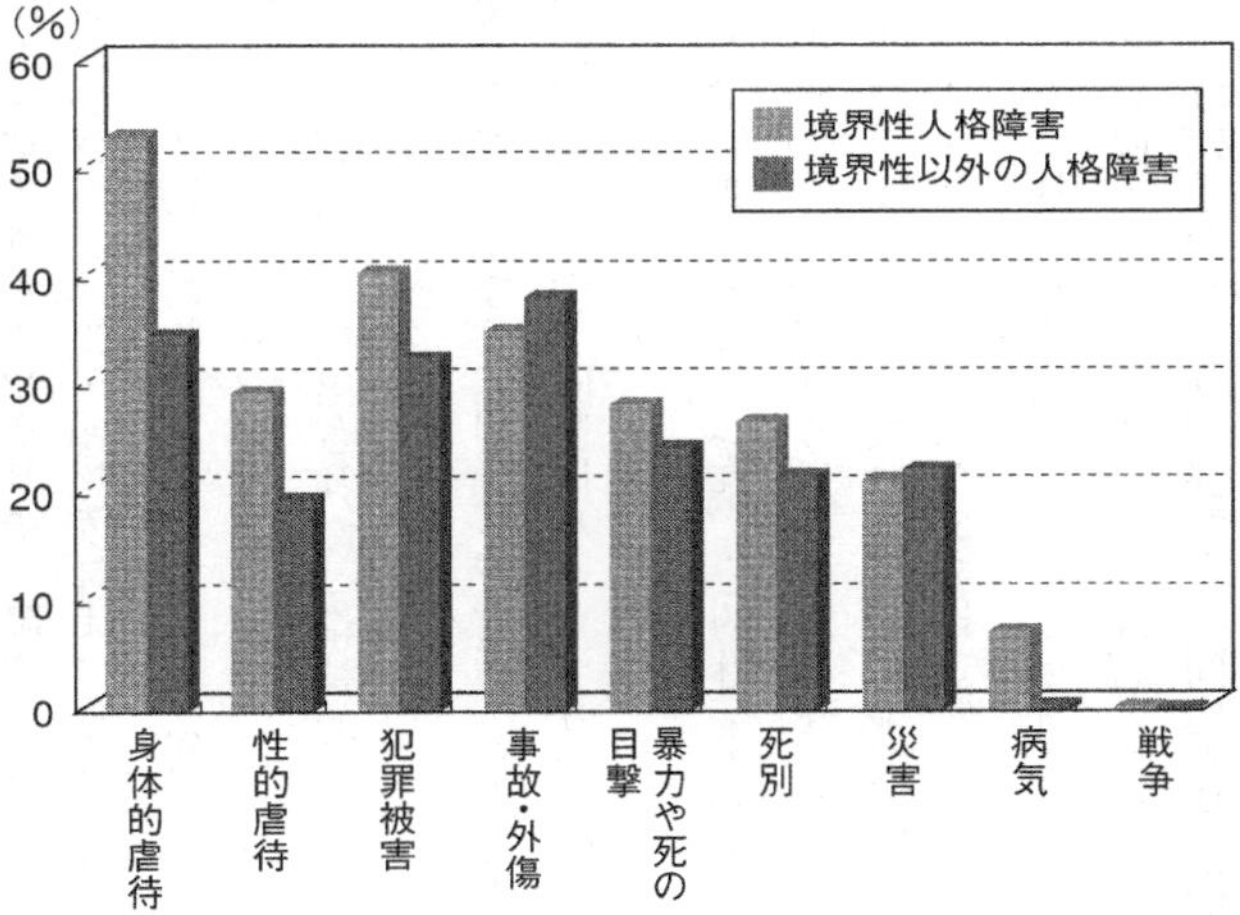


患者に特徴的なパーソナリティの問題が見られること、また、それが境界性パーソナリティ障害などとして扱われていたことを指摘した。それは、中井久夫氏が指摘する通り、境界性パーソナリティ障害の病因が心的外傷にあるという新たな仮説を提出したことを意味した。

その後、パーソナリティ障害と心的外傷の関係について、多くの研究報告がなされている。図4に示したのは、精神科クリニックに通院中の患者を対象にした研究で、何らかのパーソナリティ障害が認められたケースについて、小児期・青年期に受けた心的外傷体験の有無を質問票で尋ねた結果を示している。結果が示すように、パーソナリティ障害では、全般に高い割合で、外傷的な体験が見られた。

中でも、境界性パーソナリティ障害では、他のパーソナリティ障害よりも、身体的虐待や性的虐待が多かった。こうした傾向は、他の報告でも共通している。

身体的虐待は境界性以外にも、妄想性、失調型、反社会性パーソナリティ障害で多く、また性的虐待は、境界性や演技性パーソナリティ障害で、精神的な虐待は、あらゆるパーソナリティ障害で高頻度に見出された。精神的なネグレクト（無関心）は、回避性やシゾイド・パーソナリティ障害に多く認められた。

親からだけでなく、同年代の子供たちからのいじめも心的外傷体験として重要だ。失調症型、妄想性、反社会性、回避性パーソナリティ障害などでは、いじめを受けているケースが少なくない。

ただ、研究が進むにつれ、心的外傷のパーソナリティ障害への関与に、一定の限界があることも明らかとなってきた。一般人口を対象にした大規模な調査では、心的外傷とパーソナリティの問題の間には、比較的小さな因果関係しか認められなかったのである。それが意味するところは、多くの子供は、さまざまな逆境に遭いながらも、何とか乗り越えて、大人になる頃には、社会に適応を果たしてきたということである。

その意味で、パーソナリティ障害として不適応を起こしたケースは、重い、あるいは複数の外傷体験が重なったり、養育上の問題や遺伝的要因などの不利な要因を抱えたケースだといえる。ただ、最近のパーソナリティ障害の急激な浸透を、遺伝的要因や養育上の問題だけで説明することには無理がある。そこで、浮かび上がってくるのは、次の項で述べる社会的要因である。

## 社会が生み出す一面も

パーソナリティが、生まれてから体験したものが積もり積もってでき上がったものだとすると、そうした体験を左右するのは、個人的な要因だけでなく、社会的な要因の関与も大きいといえる。

社会的要因の重要さを理解してもらうには、例えば肥満を例に考えていただければ、わかりやすいだろう。第一章で触れたように、双生児研究で推定された、肥満への遺伝的因子の関与は約五～八割である。だが、ご存知のように、五十年前には、日本には肥満の人は、まだ数えるほどしかいなかった。六十年前には、栄養失調が問題になっても、肥満が死亡の重要リスクファクターになる時代が来るとは想像もできなかった。無論、環境因子が大きく変化したためだが、それは、個々の例が抱える環境というよりも、社会全体が抱える環境の変化なのである。

このことは、パーソナリティ障害についてもいえる。例えば、他人を人様と呼び、人様に迷惑をかけることだけはするなと、口を酸っぱく教える社会と、個性を重視し、自己主張のできない人はダメだと教える社会では、当然、パーソナリティの形成にも違いが出る。テレビゲームやビデオ、インターネットで、いつでも一人で娯楽を楽しめることが当たり前の社会と、遊びといえば、子供たちが集まって、一緒に何かをすることを意味した社会では、そこから生み出されるパーソナリティが異なるのは当たり前の話だ。

こうした社会的な環境や価値観の変化がパーソナリティの形成に及ぼす影響は計り知れないほど大きいが、それには、余りにも少ない関心しか払われていない。

今、現代人の心に広がっているパーソナリティ障害は、こうした社会構造や価値観の変化と無縁ではなく、その結果である部分も少なくないのである。

社会の変化を、いろいろな言葉で表現できるだろうが、パーソナリティ障害の観点からいえば、日本社会は、どんどん自己本位になっているといえるだろう。パーソナリティ障害が、根底に自己愛の病理を抱えているとすれば、そのことも頷けるだろう。

したがって、パーソナリティ障害について考えることは、社会がどうあるべきかを考えることにもつながるのである。

## 背徳狂からDSM－Ⅲの成立まで

その意味で、パーソナリティ障害の診断概念自体が、社会状況から自由ではない。その歴史をたどることは、社会が症状を生み出すと同時に、社会が病名というラベルを与えてきた流れを、振り返ることでもある。

西洋精神医学における「パーソナリティ障害」概念の原型は、一八三五年に、ブリストル癲狂院の医師、プリチャードが提唱した「背徳狂（モラル・インサニティ）」に遡ることができる。背徳狂とは、「自然な感情や情愛、性癖、気質、習慣、道徳的な素質、本性的な衝動の病的な倒錯」と定義された。その後も、「変質性逸脱」「道徳痴愚」といった言葉が、十九世紀には用いられた。それらの概念は、ヴィクトリア朝の強い倫理観を反映して、道徳性の乏しさという点を強調したものだった。

正統的なドイツ精神医学の礎を築いたクレペリンは、一九〇五年に、「精神病質人格」というカテゴリーを記述し、それを七つのタイプに分けた。「不道徳」といった価値判断をさしはさまない、客観的な医学的概念と呼べる最初のものである。「精神病質」概念を発展させたシュナイダーは、それをさらに十のタイプに分類し直した。これが、今日のパーソナリティ障害の分類の土台となっている。

しかし、「精神病質」概念には、予防も治療も困難な素質という意味合いが濃く、主に司法精神医学で、精神鑑定に用いられる用語として活躍した。責任能力を減じ、罪を軽くするという点で、その人を助けはしたが、そうすることで、一人前の人間としては認めないという「烙印」を押すことにもなったのである。それは、本来の治療とは無縁の概念であった。

同じ頃、ウィーンの開業医であったフロイトは、ヒステリーや神経症の研究から出発し、全く新しい精神医学である精神分析を打ち立てようとしていた。当時、フロイトがヒステリーと診断した症例は、今日では、境界性パーソナリティ障害や演技性パーソナリティ障害と診断しうるものであったし、神経症の症例も、パーソナリティ障害がベースにあると推定されるものが含まれている。

フロイトのパーソナリティに関する有名な理論は、口唇期、肛門期、男根期という発達段階への固着によって、パーソナリティの病理を説明しようとしたことである。ヒステリーや依存性パーソナリティ障害は口唇期に、強迫性パーソナリティ障害は肛門期に、自己愛性パーソナリティ障害は男根期に結びつけられる。こうした流れを受け継いで、後にマスターソンは境界性パーソナリティ障害を口唇期固着によって説明しようとした。だが、重度のパーソナリティ障害には、あらゆる段階の固着が認められることが明らかとなり、こうした分類は次第に放棄された。

けれども、フロイトの精神分析治療は、パーソナリティ障害に対してなされた医学的治療の最初の試みであったという点でも意義深い。フロイトの後継者であるバリントやコフートは、パーソナリティ障害の治療フロンティアをさらに切り開いていく。

新たな展開が、五〇年代末のアメリカで芽生えたことは、時代の必然だっただろうか。敗戦というカタストロフを経験しなかったアメリカは、経済的繁栄と民主主義が爛熟期を迎え、自己本位な空気が強まりつつあった。それは、八〇年代以降の日本の状況に似ていただろう。その頃から、精神病と神経症の境界という意味で「ボーダーライン」と呼ばれるようになった一群の患者が、精神科の病棟やクリニックの診察室で、治療者やスタッフを振り回し始めていたのである。

こうした状態を、カーンバーグが一九六七年に「境界性パーソナリティ構造」の名のもとに理論化したことは、先に見た通りである。ようやくパーソナリティ障害が、治療の現場に本格的に現れたのである。そのことは、パーソナリティ障害が、社会の中で無視できない広がりを見せ始めたということでもある。その状況は、必然的にパーソナリティ障害の精神医学における位置づけを変えていった。

一九八〇年に出されたアメリカ精神医学会の「DSM‐Ⅲ（『診断と統計のためのマニュアル』第三版）」において、「境界性パーソナリティ障害」が初めて一つのカテゴリーとして採用されるとともに、臨床疾患とパーソナリティ障害が、階層を異にするものとして並列診断されるようになったのである。第一軸の臨床疾患に対して、パーソナリティ障害は第二軸が当てられた。これは、パーソナリティの問題が、もはや例外的なケースだけのものではないという事態を反映していた。これによって、例えば、「第一軸診断：パニック障害、第二軸診断：演技性パーソナリティ障害」といった二階建ての診断が可能となったのである。

DSMの操作的な診断基準には、賛否両論があるが、明確な診断基準が共有されることによって、客観的なデータに基づく研究が、加速度的に進み始めたことは確かだ。ただ、そうした数量化されたデータの間に、大切な本質が置き去りにされないように用心する必要はある。

現在、さらに改訂が進み、一九九四年にDSM-Ⅳが出された。本書も、DSM-Ⅳの診断概念、分類に基づいて構成されている。

こうしてパーソナリティ障害が、市民権を得たことは、それだけ問題が身近になっているという証左でもある。アメリカにおけるパーソナリティ障害の有病率は、一〇～一五％と推定されている。日本も、それに追いつく日が遠くないのかもしれない。

第Ⅱ部では、生きづらさと適応戦略の結果生み出された、さまざまなパーソナリティ障害を、タイプごとに見ていきたい。

# 第Ⅱ部　パーソナリティ障害のタイプと対処

パーソナリティ障害を持つ者は、その根本的な安心感の不足や、満たされない承認欲求を補うために、独特の偏った行動様式を発達させる。それは、彼らの生存を賭けた戦いの中で磨かれたものであるだけに、非常に魅力的な側面と、それゆえ危険な側面を併せ持っている。

ここでは、それぞれのパーソナリティ障害のタイプについて、もう少し踏み込んで論じてみたい。

各章ごとに、米国精神医学会の診断基準であるDSM-Ⅳから抜粋した、タイプごとの基準を掲載した。また巻末には、DSM-Ⅳに基づいて作成した自己診断シートが添えてあるので、活用していただきたい。手軽に大まかな傾向を把握できると思う。あなた自身や身近な人が、どれかのタイプに当てはまる場合もあるだろう。その場合も、慌てるには及ばない。こうした傾向が極端で、実際の日常生活や社会生活に大きな支障が生じている場合にのみ、病的なパーソナリティ障害といえるのである（三二ページ「パーソナリティ障害の全般的診断基準」参照）。また、先にも述べたように、そうした傾向が一時的でなく青年期または成人早期から続いていて、他の疾患や薬物の影響で起きていないことも診断の条件となる。

本書では、適応上差し支えない範囲のものを、単に「パーソナリティ」、病的なレベルのものを「パーソナリティ障害」として区別した。

病的レベルではないが、傾向として当てはまるなという場合も、自分自身の特性を知っておくことは、とても重要だ。それは、自分が陥りやすいワナや破綻しやすい状況を予測する手がかりとなり、それを予め知ることによって、取り返しのつかない失敗や発病を予防することができる。

中には、二つ、三つの診断基準に該当したという人もいるだろう。その場合も、特にショックを受ける必要はない。パーソナリティにしろ、パーソナリティ障害にしろ、一つの傾向にのみ限定されるということは、むしろ稀である。たいていは、二つか三つの傾向が同居していることが多い。中核的なパーソナリティや脇役的なパーソナリティが、前景に出たり、背景に引っ込んだりするのである。「性格は変わらない」という一般に信じられている事実とは裏腹に、年齢や環境によって、パーソナリティは、かなり変動することがわかっているが、自分の中にある、いくつかの要素を知っておくことは、自分の多面性を理解することにつながるだろう。

また本書で力を注いだのは、周囲にそういう人がいる場合の接し方や、自分自身で克服していく場合の指針について、できるだけ現実に活かせる形で、ポイントや避けるべきことなどについて具体的なアドバイスを記した点である。それは、臨床的な経験から得た知恵でもある。参考にしてほしい。

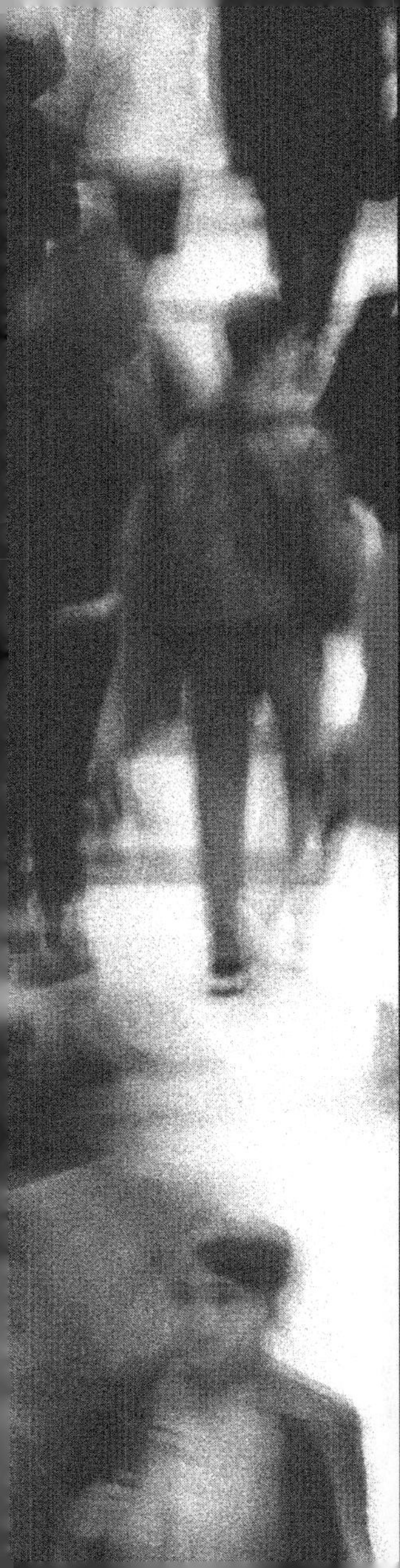

# 第3章

# 愛を貪る人々

## ——境界性パーソナリティ障害

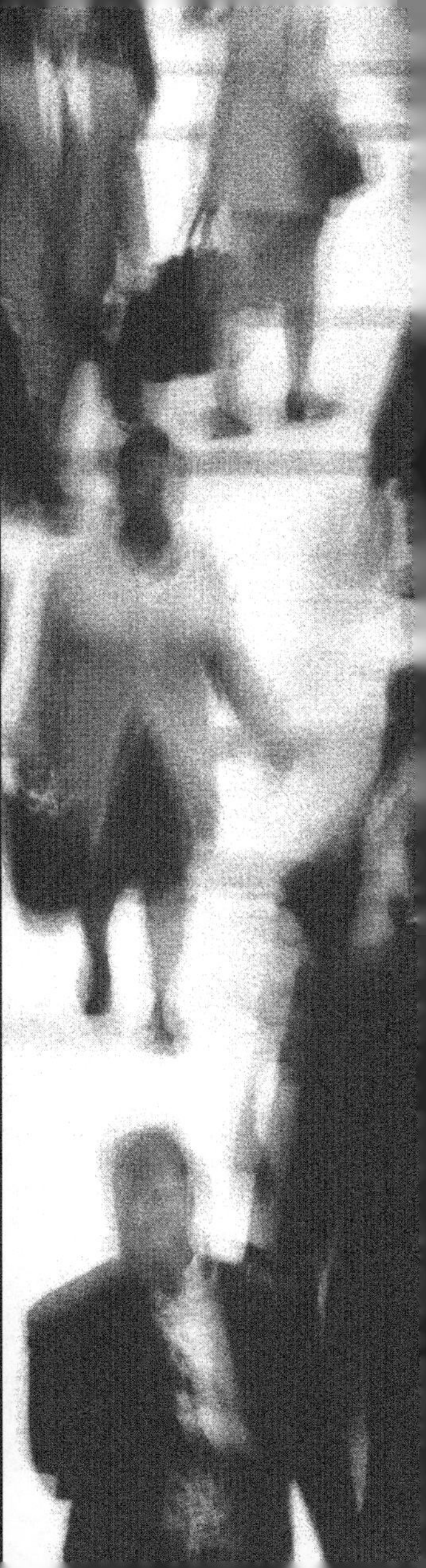

特徴と背景

## 境界性とは、何の「境界」なのか？

境界性パーソナリティ障害は、近年急速に市民権を得たパーソナリティ障害の代表的なものの一つである。「境界性人格障害」とか「ボーダーライン・パーソナリティ」といった言葉を、一般の方もよく耳にするようになったと思う。これは、まさにパーソナリティ障害が身近なものとして押し寄せてきていることを示しているが、同時に、パーソナリティ障害に対する認識が徐々に深まり、これまで、治療の対象外だったパーソナリティの問題が、ようやく治療的に扱われ始めたことを意味している。

境界（ボーダーライン）状態について、最初に詳しい記載を行ったのは、アメリカの精神科医ナイトだったが、既に述べたように、カーンバーグが、それを「境界性パーソナリティ構造」として理論化した。ナイトの「境界状態」も、カーンバーグの「境界性パーソナリティ構造」も、精神病レベルと神経症レベルの「境界」という、かなり広い対象をさすものであった。

現在、境界性パーソナリティ障害は、ずっと狭い意味で定義されているが、かつての名残は、今もすっかりなくなったわけではなく、「境界性《ボーダーライン》」と診断されているパーソナリティ障害には、他のタイプのパーソナリティ障害が含まれていることもよくある。治療者によっては、対処が

## 境界性パーソナリティ障害

対人関係、自己像、感情の不安定および著しい衝動性の広範な様式で、成人期早期までに始まり、種々の状況で明らかになる。以下のうち5つ（またはそれ以上）によって示される。

(1) 現実に、または想像の中で見捨てられることを避けようとするなりふりかまわない努力
注：基準5で取り上げられる自殺行為または自傷行為は含めないこと
(2) 理想化とこき下ろしとの両極端を揺れ動くことによって特徴づけられる、不安定で激しい対人関係様式
(3) 同一性障害：著明で持続的な不安定な自己像または自己感
(4) 自己を傷つける可能性のある衝動性で、少なくとも2つの領域にわたるもの（例：浪費、性行為、物質乱用、無謀な運転、むちゃ食い）
注：基準5で取り上げられる自殺行為または自傷行為は含めないこと。
(5) 自殺の行動、そぶり、脅し、または自傷行為の繰り返し
(6) 顕著な気分反応性による感情不安定性（例：通常は2～3時間持続し、2～3日以上持続することはまれな、エピソード的に起こる強い不快気分、いらだたしさ、または不安）
(7) 慢性的な空虚感
(8) 不適切で激しい怒り、または怒りの制御の困難（例：しばしばかんしゃくを起こす、いつも怒っている、取っ組み合いの喧嘩を繰り返す）
(9) 一過性のストレス関連性の妄想様観念または重篤な解離性症状

『DSM-Ⅳ-TR 精神疾患の分類と診断の手引 新訂版』（医学書院）より

困難なパーソナリティ障害を、何でもかんでも、「境界性《ボーダーライン》」と診断するような乱用もあり、さらに混乱を深めている。

　専門家でさえ、そういう状況である。一般の方が理解しにくいのも無理はない。それに、まだ余りなじみがないという方もおられるだろう。どういうものであるかを、できるだけリアルにイメージしていただくために、一般的な説明よりも、まず具体的なケースを見ていただこうと思う。

　二つのケースを呈示するが、一つは一般の医療機関の外来を

訪れたケースであり、もう一つは、非行のため施設に送られたケースである。

## 「死にたい虫」を飼う女子大生

外来にやってきた二十一歳の女子学生・A子は、ひどく憂鬱そうな顔をしていた。やる気が出ず、何をするのも空しく感じるという。「生きているのが厭だ」「自分に愛想が尽きた」「存在していたくない」――彼女の口から際限なく出てくるのは、自分に対する否定的な思いと、死を願う言葉ばかりである。身の回りのことも、ほとんどできず、彼氏にしてもらっている。だが、ずっと落ち込んでいるのかというとそうでもない。クラブに出かけたり、買い物に出かけているときは、別人のように元気である。

やってくるたびに、元気だったり落ち込んでいたり、揺れ動く。一人でいるのが苦手だという、彼氏に全面的に頼っている一方で、彼氏とそろそろ別れたいと口にしたりする。クラブで知り合った男性と浮気をしてしまい、そのことで、また自分を責め、落ち込む。その一方で、彼氏が少し冷たい素振りを見せただけで、今度は捨てられると不安になって、大量に睡眠薬を飲んで自殺企図した。その後、徐々に安定してからも、時々死にたくなると口にしていた。A子は、それを、死にたい虫が疼き出すのだといっていた。

家庭は裕福で、たっぷりと仕送りを受けている。家族から虐待を受けた形跡もない。何不自由なく育ったはずだったが、何が不満なのか見当がつかないと、付き添ってきた父親は首をかしげた。しかし、A子に付き添ってやってくるのが、母親でなく、いつも父親だという点が気になっていた。

聞くと、小さい頃から父親っ子だったのだという。だが、やがて明らかになったのは、A子が母親に対して、強い不満とこだわりを持っているということだった。

母親は少し体が弱い上に、精神的に子供っぽいところがあって、A子が小さい頃から過呼吸発作を起こしたり、家出したりということがあった。そのため、込み入った問題は母親にいうと過剰反応するので、父親に相談するようになっていた。それは仕方ないと思ってやってきていたのだが、高校生の頃から、母親といるとすごくイライラするようになったという。

彼女がこういう状態になってから、少し気を遣ってくれるようになったが、それが余計、腹立たしく思えるのだという。

## 「見せかけの優しさでもほしい」少女

覚醒剤と売春で、施設に送られてきた十八歳の少女・B菜は、まだ乳飲み子のとき、母親が愛人と駆け落ちしたため、父親と残された。その父親もアルコール依存症気味で、まともに養育されず、三歳のとき、祖父母に預けられる。だが、祖父は粗暴な人で、懐かない彼女に、しばしば虐待を加えたため、彼女は家出を繰り返すようになる。母親は気まぐれに現れるが、また近いうちに来るよとの約束が守られたためしはない。

中学時代から、窃盗、無免許運転、シンナー、覚醒剤などの非行が始まり、児童自立支援施設に入れられたが、そこを飛び出して、性風俗店を転々とする。テレクラで知り合った数人の男性と援助交際し、そのうちの一人と同棲するが、その男性に金がいるといわれて、ファッションヘルスで働く。だが、男は彼女の稼いだお金を、他の女と遊ぶのに使っていたことがわかり自殺企図。結局、その彼氏とは別れた。そのショックもあって、テレクラで知り合った別の男性と覚醒剤の使用にのめり込むようになる。些細なケンカでも、すぐに自殺企図を繰り返すようになる。

少年院に送られてきたときは、身も心もボロボロの状態であった。自分に向けられる些細な関心や好意でも、有頂天になるほど喜ぶ一方、少しでも素っ気なくされると、たちまち落ち込んで、死ぬことを考える。「見せかけとわかっていてもいい。優しくされたい」と語った本人の言葉が、彼女が抱えている深い愛情飢餓を物語っていた。

## 最高と最低を往復する

境界性パーソナリティ障害（ＢＰＤ）の特徴は、一言でいうならば、両極端の間をめまぐるしく変動するということである。それは、気分と対人関係において、顕著に見られる。

昨日は最高にハッピーだったのに、今日は世界の終わりのようなどん底の気分ということが、始終起こるのである。些細なことで傷つくと、あっという間に、気分が最高から最低に変わってしまう。

「うつ」になると、すべてが無意味に思え、自分が生きる価値のない存在と感じられる。絶望感や激しい自己嫌悪から、自己破壊衝動に囚われることもある。

だが、そうした深い「うつ状態」も、持続性ではなく、間欠性であるのが、境界性パーソナリティ障害の特徴である。巨視的《マクロ》には長引いているように見える場合も、もっと細かく見ると、合間に青空が覗いていることがわかる。A子の場合もそうだが、「うつ状態」のはずが、楽しいことには、ルンルン気分で出かけたりする。同じ「うつ状態」でも、土砂降りがずっと続く「うつ病」とは違っている。むしろ、熱帯のスコールに近いといえるかもしれない。

こうした両極端を揺れ動く傾向は、対人関係にも見られる。境界性パーソナリティ障害の人は、自分を支え、愛情飢餓を癒してくれる人を常に求めている。これはという人物に出会うや、相手に対する期待は急速に高まり、この人こそ、自分が求めていた人物だという思いを膨らます。極度に理想化したり、万能な存在であるように思い込む。あるいは、母親や父親の代理を相手に求め、どんどん依存を深めていく。

だが、そんな関係が長続きしないことは目に見えている。相手が支えきれなくなり、過大な期待の大きさに尻込みしたり、もう飽き飽きだという態度をとると、見捨てられるのではないかという不安に取りつかれて、必死にしがみつこうとしたり、関心を引く行動に走る。それで、一時的に相手をつなぎとめることに成功することもあるが、余計相手が引いてしまうと、期待が大きかった分、当人は激しい失望と同時に、裏切られたという怒りを覚える。

その反動は激しい。言葉による攻撃だけではすまずに、相手を困らせようとする行動に出ることもある。それは、さらに相手を怖気づかせ、後味の悪い幕切れへと向かわせる。

こうした対人関係のパターンを繰り返す中で、本人も周囲の者も、傷つき疲弊していきやすい。

## 自殺企図と心理的コントロール

境界性パーソナリティ障害の人の行動と情緒面における特徴は、上に述べたように、「両極端に揺れ動く」ことである。

そうした不安定性の根底にあるのは、深い愛情飢餓感と依存対象に見捨てられまいとする心理である。そうした心理が、さまざまな有害な行動化を起こし、次第に周囲は心理的にコントロールされることになる。「腫れ物に触る」ような状況になってしまうのである。

その最たるものが、自傷行為や自殺企図である。自殺企図とそれによる心理的コントロールは、境界性パーソナリティ障害を語る上で、欠くことのできない重要な特徴である。

境界性パーソナリティ障害が、治療を受けることになるきっかけは、こうした自殺企図が最初であることが多い。それ以外には、しばしば随伴するうつ状態、パニック症状、摂食障害、身体表現性障害、薬物乱用なども医療的介入のきっかけとなる。

命を直接危険にさらす自殺企図は、大きな心理的インパクトを持つがゆえに、周囲を激しく揺さぶる。多くの場合、本人に対して拒否的だったり、否定的だった者も、「本当に死んだら」という不安に駆られて、一時的に受容的となり、愛情や関心を注ぐことになる。

だが、本人が元気になると、いつまでも機嫌を取ったり、チヤホヤしてはもらえない。すると、また同じことを繰り返す。また周囲の者は動揺する。こうして、愛情と命を天秤にかける危険なバクチが、繰り返されることになる。

最初はやきもきした周囲も、度重なる自殺企図に、次第に、「またか」という溜め息しか出なくなる。「死ぬなら、死んでくれ」と突き放されて、立ち直るケースも稀にあるが、周囲の反応が鈍ってくると、ますます絶望的な自己アピールにのめり込み、不幸な結末を迎えるということも起きるのである。

## 見捨てられ抑うつと自己否定感

自殺企図や自傷行為に関しては、周囲の者を振り回すための「芝居」ではないかという疑念が生じやすい。本当は死ぬつもりなどないのに、死ぬ真似をして、周りを慌てさせているのではないかという疑いの目である。

境界性パーソナリティ障害の自殺企図や自傷行為には、確かに、周囲に向けたアピールという側面があることは事実だ。ことに、後で述べる演技性パーソナリティ障害がベースにあるような場合では、その傾向が強い。だが、そうしたケースでさえ、周囲へのアピールのための「狂言」と単純に考えることは危険であり、事実を見誤る。その背後には、しばしば激しい自己破壊衝動を秘めているのである。

中核的な境界性パーソナリティ障害となると、自己破壊衝動は、さらに根深く、激しいもので、自分という存在を跡形もなく消し去ることを、心の底から望んでいることさえある。それが「うつ病」といった病気によって引き起こされたものでないだけに、いっそう対処が困難なことも多い。

リストカットという言葉では収まらない動脈や神経まで切断したケースや、上腕から前腕にまで三十数針にわたって包丁で切り裂いたケース、中には、頚動脈を切って大量出血したケースもある。

その場合、繰り返される自殺企図は、「芝居」などではなく、一種の躊躇《ためら》い傷と考えたほうがよい。あとちょっと、あとちょっとと、にじり寄るように死に近づいていくのだ。彼らにとって、生きていくことは、当たり前な選択ではない。いつも綱渡りのように、ぎりぎりの選択をしながら、どうにか生き続けているのである。その幸運が、いつ終わるかはわからない。

なぜ、彼らにとって、生きることがそれほど頼りないものでしかないのか。自らの肉体を、命を、惜しげもなく破壊してしまう衝動は、どこから来ているのだろうか。それを考えたとき、境界性パーソナリティ障害のもう一つの重要な心理的特性が浮かび上がる。それは、彼らが、「深い自己否定感を抱いている」ということである。

そうした自己否定感は、しばしば、薬物乱用や性的な無軌道、命知らずな行動、窃盗のような触法行為に走らせることもある。自分を値打ちのない存在と思っているから、自分をとても安っぽく扱ってしまうのだ。少しでも優しい言葉をかけてくれる存在がいれば、あっさり体を許してしまったり、後先考えずに結婚してしまったりする。

境界性パーソナリティ障害の人は、そうした自己否定感や見捨てられ感のために、心に空虚を感じたり、気分が沈みやすい。それを防ぐために、常に自分を紛らわす刺激剤を必要とする。恋愛であれ、セックスであれ、薬物であれ、自傷行為であれ、万引きであれ、ハラハラドキドキすることが、彼らの気分を高揚させ、落ち込みや空虚感から救ってくれるのだ。境界性パーソナリティ障害の人が、損得勘定からは、到底割に合わないような行動に走ってしまうのは、そのためである。

境界性パーソナリティ障害の人は、自分が嫌いである。自分という存在を、つまらない、劣った存在と過少に評価するばかりか、しばしば、汚らわしい、醜い、情けない、存在する価値のないものと考えている。こうした深い自己否定は、どうしてもたらされたのだろうか。いうまでもなく、それは生まれつきのものではなく、彼らの生活史の中で植えつけられてきたものである。そうした自己否定感の形成に、大きく関与しているのが、親との関係である。親をめぐる兄弟との関係が絡んでいる場合もある。

## 根っこには親へのこだわり

境界性パーソナリティ障害の人は、例外なく、親に対する深いこだわりを持っている。親に愛され、適切な保護と養育を受けて育った者は、年とともに親を卒業し、精神的にも、社会的にも自立へと向かう。親は、かつては自分を守ってくれる何よりも大切な存在であったが、その重要性は成長とともに色あせ、心の中に親が占める割合は、年々小さくなっていく。それが本来なのだ。親は、幼いころ大切にした縫いぐるみのように、子供にとって、懐かしいが古ぼけた、支配力を失ったものとなる。それが、自然な成長の結果なのである。だが、何かの事情で、適切な愛情や養育、保護が与えられないと、子供はうまく親を卒業することができない。いつまでも、親を求め続けたり、こだわり続けるということが起きる。逆にいえば、子供の心に親が特別な位置を占め続けるということは、子供時代に何か格別の事情があったということだ。

必要な時期に十分満たされないと、その段階がいつまでも続いてしまう。あるいは、逆に適切な時期に切り離されないと、巣立ちの過程が損なわれてしまうということもある。いずれにしろ、子供の成長にとって、ほどよい時期に、必要な課題を行うことが大切なのである。

その意味で、境界性パーソナリティ障害の人は、うまく親を卒業できていないという共通点を持つ。これは、他のパーソナリティ障害に共通することでもあるが、境界性パーソナリティ障害の人により顕著で、しかも親へのこだわりが前面に出てくるところが特徴的である。彼らは、かなりの年齢になっても、親へのこだわりを引きずり続けるのである。

その理由は、上に述べたことから明らかだろう。必要なときに、親に十分な愛情と保護を与えてもらえなかった時期があるのだ。

生活史、養育歴を丹念に紐解くと、そうした時期の存在が明らかになる。病気、死亡、離婚などによる親の不在、さらには、それに代わる養育者がうまく機能しなかったこと、また、両親そろっていても夫婦間の愛情に問題がある場合、それらは、当然子供の養育に反映される。配偶者に対する不満や苛立ちは、子育てに必要とされる全身全霊を捧げた献身を困難にする。上の空の母親やめそめそしている母親、自信のない母親に接し続けることは、子供の中に安心感を育むことを妨げる。親のほうが自分に夢中だったり、自分のことで精一杯の場合、幼い時代に何よりも必要な無条件な愛情を与えられにくくしてしまう。

先に挙げた二つのケースにも、このことは当てはまる。どちらの母親も、子供に十分な愛情を注ぐだけの気持ちの余裕を持てなかったのである。自分の苦しさのため、子供の気持ちよりも自分の気持ちのほうを優先してしまっていたといえる。

B菜のケースのように、子供時代、適切な愛情や世話を十分に与えられず、それどころか、暴力や性的な虐待によって、歪められ、玩具のように扱われた子供たちは無論のこと、最近では、A子のように、一見恵まれたごく普通の家庭の子が、重症の境界性パーソナリティ障害に陥ることが目立って増加している。だが、一歩足を踏み入ると、そこには、子供が置かれた寒々とした状況が見えてくる。物質的な豊かさや、外面的な体裁では測れない、子供の置かれた過酷な心理状況を、自分のことや自分の思いに夢中な親のほうは、なかなか気づきにくいのである。

こうしたケースでは、たいてい子供の頃は、ずっと手のかからない、しっかり者だったり、良い子だったのに、この病気になってから、全く逆転して、親を求め続け、困らせ続けるというパターンが目につく。

甘えん坊だったり、病弱だったり、その他さまざまな理由で、母親の愛情をほしいままにしていた同胞の存在が関係していることも多い。ずっと遠慮し、我慢していたのを取り戻すかのように、あるいは実際にそう宣言して、母親の愛情を貪ろうとする。

## 『17歳のカルテ』とウィノナ・ライダー

三、四年前に、『17歳のカルテ』という映画がヒットし、注目を集めた。主演は、『シザーハンズ』や『若草物語』でも好演し、カルト的人気を誇るウィノナ・ライダーである。ウィノナの演じる『17歳のカルテ』のヒロインは、境界性パーソナリティ障害の診断で、病院に連れてこられた少女である。少女とスタッフや同じ年頃の入院患者とのやり取りが、丁寧に描かれていく。
少女は不安定に気分が変わり、急に落ち込んで自殺企図したかと思えば、奇妙に快活に振舞う。一体、どっちが本当の自分なのか、本人にもわからない。激しく誰かを求めるかと思えば、がらっと態度を変えて、拒み出す。親身に世話をしてくれている看護スタッフを試すように、性的に誘惑したり、真夜中に乱痴気騒ぎを引き起こして、周囲を振り回す。

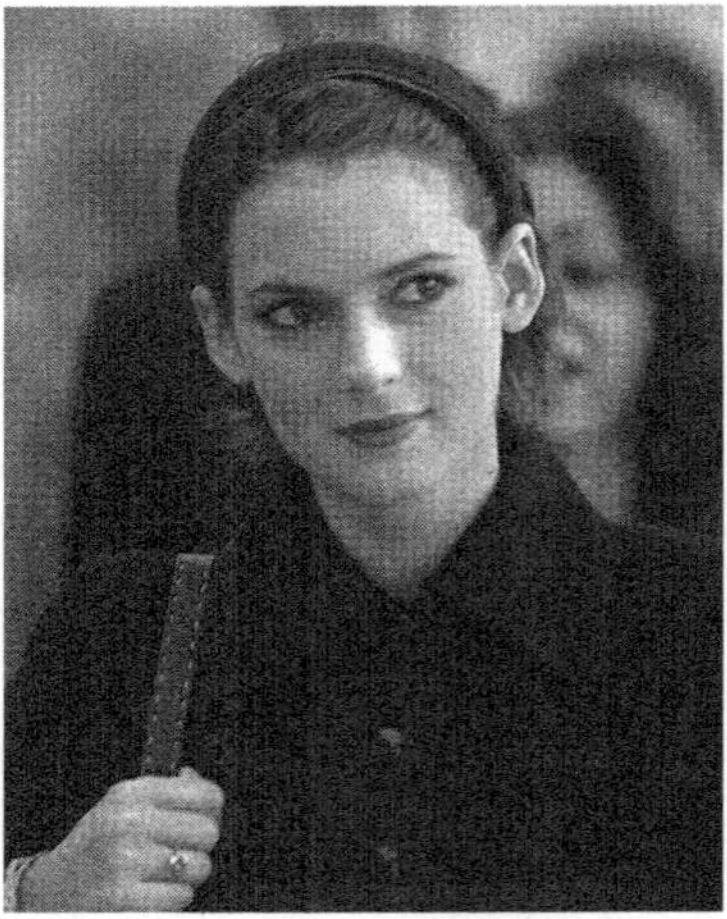

ウィノナ・ライダー（©AFP＝時事）

とうとう、知り合った患者と病院を抜け出すのだが、一緒に離院した患者は、あっけなく自殺してしまう……。その後病院に戻った彼女は、やがて落ち着いて退院していく。本当に自分は病気だったのかと疑問を抱きながら……。

というストーリーなのだが、境界性パーソナリティ障害というものの性格の一面を、言い当てている。

それは、若者がかかる麻疹《はしか》のようなものでもあるのだ。その時期、子供時代に受けた傷や毒が、膿となって噴き出してくる。自分でもどうしてそんなふうになるのかわからないような変動と破壊的な行動に駆り立てられる。だが、すべては、子供時代の毒を吐き出すために必要な段階なのだ。

そして、ひとしきり激しく荒れ狂い、周囲を散々てこずらせると、いつとはなしに段々と落ち着いていく。傷が深ければ、それだけ長引くだろうし、その期間はつらいものになるが、この疾風怒涛の時期は、いつまでも続くわけではない。ただし、この時期をどんなふうに乗り切るかが、後の人生にも影響してくる。

ヒロインを演じたウィノナ・ライダー自身、精神科での治療を受けた経験があり、伝えられるエピソードや発言から推測すると、パーソナリティ障害的な面を持つようだ。少し前にも、彼女が万引きをして逮捕されたことが報じられて、衝撃を与えた。

彼女の特異な生育歴も見逃せないだろう。彼女の両親はヒッピーのカップルで、実際、彼女もヒッピーたちが営むコミューンで、十歳まで過ごしている。それから、教育を受けるため、普通の学校に通い出したものの、いじめを受け不登校になってしまったという。

そんなウィノナが社会との接点を見出したのが、演劇のスクールだった。それがきっかけとなって、十四歳で映画にデビュー、スターへの道を歩むことになった。こうした華やかな成功の陰には、癒されきれないパーソナリティの問題が、まだ引きずられているのであろうが、また、それが彼女の危うい魅力だともいえる。

## なぜ近年急増したのか

例として挙げたケースはいずれも女性であったが、境界性パーソナリティ障害は女性に多くみられ、男性の約三倍の頻度である。アメリカのデータでは、全人口のおよそ二%、精神科クリニック通院患者の約十%に認められるが、日本もその水準に近づきつつある。

境界性パーソナリティ障害の急速な増加の背景について、いろいろな要因が指摘されている。その中で、もっとも強調されてきたのは、やはり母親との関係についてであり、父親の存在が希薄化していることも挙げられてきた。

実際のケースを数多く見ていくと、すべてのケースについて共通していえることは、父親か母親かということより、必要な愛情が適切に注がれなかったということである。

では、昔の親より、今の親は子育てが下手になったのだろうか。その答えは、ノーだと思いたい。今も昔も親は子供を必死に育てている。物質的に豊かになった分、時間や労力を子育てに割けるはずである。ただ、そうでないことを示唆する証拠は少なからずある。

まず、今の親は、家事労働からは解放されたが、子育て以外にもたくさんしなければならないことや、したいことを抱えている。ろくろく娯楽もなかった時代には、家族との関係は、もっと濃密で、向かい合うものだった。だが、今は、親の側も、自分の楽しみや自己実現のことを考えなければならない。

子供たちが無条件に、すべてを愛されたいと望むことは、次第に高望みになりつつある。親は、愛情や手をかける代わりに、さまざまな代替物を与えることですます。そこで起こっていることは、子育ての希薄化であり、空疎化である。

子育てを楽しまなければならないような誤解もある。子育ての楽しくない部分は親を苛立たせ、子供を邪魔者のように感じることさえある。親自身が、子供のように楽しみたいと思っている現代は、子供にとっては、受難の時代といえないだろうか。

一方で、子育てに熱中しすぎる弊害も存在する。そうした場合、親は自分の理想の我が子を育てることに、夢中になっている。親が見ているのは、目の前の我が子ではなく、親の願望や期待通りに、夢を成し遂げる理想の我が子である。親側の自己愛の満足を押しつけられた子供は憐れである。何万人かに一人、イチローや五嶋みどりのような成功者も生まれるだろうが、それは、才能や幸運に恵まれた一握りのケースである。その陰には、親の期待に押し潰された、数え切れない子供たちがいるのである。こうした期待の強要は、一つの虐待であり、しばしば深刻な結果を後に引き起こす。

毎日のように報道される幼児及び児童虐待、それが氷山の一角だと考えると、親たちの世代に、子供を育て、守る上での、重篤な欠陥が生じているといわざるをえない。

さらに、こうした状況による弊害を、戦後急速に進んできた核家族化、地域社会の解体が、いっそう強めている。かつては、同居していた祖父母や叔父叔母が、行きすぎた子育てに対しては異議申し立てを行い、掣肘《せいちゅう》を加えた。また、近所の目も、今より家庭の内部にまで注がれていた。

それは、非常に煩わしくはあったが、一定の監視装置としての役割を果たしていた。少なくとも、折檻して殺してしまうというような悲劇は、起こりにくかった。

だが、今日の核家族化した家庭は、一種の密室である。そこには、親と子しか存在せず、子供の命運はすべて、親に委ねられているのだ。親による悪影響を緩衝するものは、ほとんど存在せず、子供はもろにかぶってしまう。親はある意味で、子供に対して独裁者のような存在となってしまうのである。

親はいつも精神的に安定しているとは限らない。親のイライラやストレスは、子供に波及せざるをえない。必要以上に激しく叱る親を咎め、逃げ場を提供してくれる存在もいないのである。こうした密室での拘束された環境は、持続的な外傷を生じやすい。境界性パーソナリティ障害の急増には、こうした時代背景が深く関わっていると思う。

**接し方のコツ**

## 変わらないことが最大の支え

境界性パーソナリティ障害の人に接する場合、常に心に置くべき大切なことは、変わらないことが何よりもの支えになるということである。境界性パーソナリティ障害の人は、気分においても、周囲への態度においても、めまぐるしく変化しやすい。すごく気分がよいときは、周りの人間のこともすばらしい存在のように感じるが、思い通りにならないことが生じた途端に、気分は最悪、怒りを露わにし、非難を始めるということになりかねない。

大切なのは、いいときも、悪いときもできるだけ一定の態度で接するということだ。一緒に一喜一憂しすぎたり、同情したり、本人のペースに合わせて、盛り上がりすぎると、たちまち本人の気分の渦に飲み込まれてしまう。むしろ、本人の気分のベクトルを打ち消す方向に、冷静な視点で言葉をかけ、いいときも悪いときも、あっさりと接するようにしたほうが、長く支えになることができ、それが結局は、本当の援助につながる。

よくある最悪のパターンは、最初のうちは、本人の話を長時間かけて熱心に聞き、困ったことがあれば自分が力になるというようなことをいい、一気に盛り上がってしまうのだが、本人が次第に依存的になって、どんどん関係や助けを求めてくるため、すっかり疲れてしまい、途中で投げ出してしまったり、突き放してしまうというものである。

実際、こういうパターンは、しばしば起こる。この障害の性質を知らない友人や家族は無論のこと、プロフェッショナルであるはずのセラピストや精神科医でも、こうした失敗を犯すことがある。

そこで一番傷つくのは、境界性パーソナリティ障害を持つ本人であり、人は結局、最後には自分を見捨てるのだという不幸な人間観を強化してしまうことになる。それは、この障害を克服するのとは、全く逆方向なのである。

境界性パーソナリティ障害の人の場合、長く変わらない気持ちで、接し続ける人がいたということを身をもって体験すること、それが何よりもの援助となるのだ。熱心に関わる前に、この関わりを五年、十年続けられるかを、自分の心に問う必要がある。安易な親切や同情や自己満足で、接してしまうと、結局本人を傷つける結果に終わる。

実際、境界性パーソナリティ障害がよくなったケースを振り返ると、身近に、変わることなく接し続けてくれた人がいる。「調子よく」本人に合わせたり、おろおろするのではなく、冷静な目で、気長に見守る存在が重要に思える。外来例を対象にした追跡調査では、十年後には約半数がこの障害を脱しているのである。逆に、一喜一憂しすぎたり、本人の調子に応じて態度をコロコロ変えてしまう場合は、一時的には変化しても、その後で必ず揺り戻しが来て、なかなか落ち着かないことになる。

一貫した態度がどこまでとれるかが、勝負の分かれ目だろう。

## 心中しないために

境界性パーソナリティ障害の人に援助する場合の難しさは、援助が依存を生み、援助が援助にならないばかりか、次第に援助者さえも飲み込んでしまいかねないということだ。境界性パーソナリティ障害の人は、底なしの愛情飢餓を抱えている。それを、援助者が優しさや愛情で満たしてやろうと思うことは、大きな危険がある。優しさや愛情もある部分大切ではあるが、それを一方的に与えることで、この障害を乗り越えることはできないのである。境界性パーソナリティ障害の抱える愛情飢餓は、満たそうとすればするほど深まり、際限なく愛を貪ろうとする性質を持っている。

そのことをよく弁《わきま》えていないと、気がついたときには、二進《にっち》も三進《さっち》もならない泥沼にはまっていることになる。共倒れしないためにも、こうした性質を理解しておく必要がある。

では、どうしたらよいのか。大事なことは、優しさや愛情にも限りがあるということだ。限りなく援助をすることは不可能だし、そのことは、本人をかえってダメにしてしまう。そして、究極的には、他人がどうにかすることでは乗り越えられない。乗り越えるのは、他人が愛情飢餓を満たしたり癒すことではなく、自分自身が変わることによってしかありえないということである。

そのことを本人が頭ではなく、心底から理解することが、この障害を克服する大きな一歩になる。

したがって、境界性パーソナリティ障害の接し方では、常に限界設定ということが重要になる。ここまではできるがこれ以上はできないと、はっきり告げることが大切だし、結果的に親切になる。

境界性パーソナリティ障害の人は、いったん親しくなり始めると、急激に自分をさらけ出し始める。このタイプの特徴の一つは、自らの傷や恥部を、心を許すと、余りに尚早に打ち明け始めることだ。だが、この早急な傷の告白こそ、用心しなければならない。

一挙に話を聞きすぎると、本人が不安定になるばかりか、自分の語った話のインパクトに、本人も聞き手も圧倒され、冷静さを失いやすくなる。ことに、本人がそうした話を、聞き手の関心を引こうとして用いている場合は、要注意である。控えめな反応に徹し、常識的なラインを超えそうになれば、話をそれとなく遮ることも必要である。あくまで、良識ある他者として接することが大事だ。

少なくとも、覗き見趣味的に、話をどんどん聞いていくということは、本人の援助とは、およそ正反対のものである。

## 同情は「おんぶお化け」を生む

境界性パーソナリティ障害の人との関係において、受容や共感も当然、重要であるが、常に冷静さを忘れてはいけない。「可哀想だ」という同情に溺れることは、援助者の軸足を奪われることになり、いつのまにか感情の渦に巻き込まれてしまう。

その意味で、愛情や保護を惜しみなく与える母親的な接し方には、しばしば落とし穴がある。

ダメなことはダメとはっきりいい、きちんとした枠組み、制限を設定して、それを守らせることが、境界性パーソナリティ障害の行動と感情のコントロールのためには不可欠であり、そこに求められるのは父親的な対応である。

受容や共感も最小限の反応に努め、黙って頷きながら聞いているというのがよい。そこで過敏に、感情豊かに反応しすぎることは、境界性パーソナリティ障害の感情的な起伏を増幅することになり、かえって不安定にさせる。そして、常に現実的な問題に視点を引き戻すことが大事だ。過去の話をする場合も、現在、未来とつながるように、援助者が一貫した視点で眺めていることは、本人が一貫性を回復することを促す。

そうした視点を持たない援助者が、話を場当たり的に聞いてしまうと、話をすればするほど、まとまりが悪くなり、不安定になるということが起こる。過去から未来へと続く、一貫したストーリーに統合していくという大きな視点が大事である。

お釈迦さんの手のひらというわけにはいかないが、大きな視野でゆったりと見守ることが、長い目で見ると、本当の改善につながる。その意味でも、少々のことではびくともしない父親的な存在が、境界性パーソナリティ障害の人を落ち着かせていくように思う。

境界性パーソナリティ障害の増加の背景として、父性的な機能が、今日の社会において弱体化していることが、促進要因の一つとして指摘されているが、そのこととも関係しているだろう。本人の気持ちを大切にするという名分のもとに、今の瞬間の気持ちに振り回されてしまうと、境界性パーソナリティ障害はどんどん悪化していく。ダメなことはダメとはっきり突きつけ、しっかりとした枠組みを持って接することが、今の瞬間の自分ではなく、持続性とまとまりを持った自分の回復につながるのである。

## 自殺企図への対処

境界性パーソナリティ障害の大きな特徴は、行動化による振り回しである。愛情や関心を掻き立てるため、あるいは自分の思い通りに相手を動かすために、境界性パーソナリティ障害の人は、意表をつく行動により、心理的な揺さぶりをかけてくる。そうした心理作戦に非常に長けており、相手の痛いところをよく心得ている。そうした行動化の最たるものが、自殺企図であり、時には不幸な転帰をたどるだけに、対処が難しい。

こうした危険な行動化にいかに対処するかが、境界性パーソナリティ障害をうまく落ち着けていけるかどうかの、一つの山場となる。

自殺企図などの行動化に有効に対処する方法は、行動制限しかない。ただし、現実に行動制限しなくとも、徹底的に話し合って、絶対にそうした行為をしないと約束を取りつけ、守れない場合の措置を明確に取り決めておくことは、行動制限を施したのと同等の効果を得ることにつながる。

病院や施設における治療では、自殺企図や自傷行為に対しては、一貫した枠組みの中で、所定の行動制限を行なっていくことが、有害な行動化をコントロールする上で有効であり、治療的である。その場合、例外は認めないという方針の維持が、成否のポイントとなる。

スタッフ間や家族の間で対応にバラツキがあると、こうした試みも、うまくいかなくなる。意識統一を図り、一貫した対応がとれるように足並みを合わせることが重要だ。

**克服のポイント**

## 両極端の間の選択肢を考える

気分も考えも両極端になりやすく、その間がないというのが境界性パーソナリティ障害の人の特徴である。パーフェクトで理想的なものか、そうでなければ最悪で、無価値に思ってしまう。二章で述べた「全か無か《オール・オア・ナン》」の思考パターンになってしまう。これは、すべてのパーソナリティ障害に共通する傾向だが、境界性パーソナリティ障害では特に顕著に見られる。

現実認識を、黒か白か、善か悪かの単純な二分法で捉え、しかも同じ存在に対する評価も、両極端に裏返ってしまうのが、境界性パーソナリティの認知の特徴なのである。だが、実際の現実というものは、白とも黒ともつかない、どちらとも割り切れないものである。いいところもあれば、悪いところもある。思い通りにいくときもあれば、裏目ばかりに出るときもある。それが人生であり、不完全な人間という存在なのだ。完全な善もなければ、完全な悪もない。ところが、境界性パーソナリティ障害には、曖昧で、割り切れない中間のチャネルというものが発達していない。敵か味方か、自分を受け入れてくれる存在か自分を拒否する存在かという二極対立で、捉えてしまうのだ。

A子は、バイト先でも頑張り、ダンスのレッスンも受けている。どちらもうまくこなせたときは、とても充実感を感じる。ところが、ある日、朝、起きられなくてダンスのレッスンを休んでしまった。A子は、すべてがダメになったように感じて、もう死んだほうがましだと思ってしまう。

A子にとっては、すべてがうまくいっているパーフェクトな状態か、それがダメなら死ぬという両極端な選択肢しかないと感じてしまう。そんな馬鹿なと思う方もいるかもしれないが、それが境界性パーソナリティの思考の特徴なのである。

A子にしろ、もっと冷静に考えれば、「バイトもレッスンもうまくやれる」と、「死ぬ」という行為の間には、無数の中間の段階があることがわかるはずだ。いや、実際には、わかっていても、極端な思考からなかなか抜け出せないのだが、何度も指摘を繰り返し、自分の陥りやすい傾向がわかってくるにつれて、こうした両極的思考は、次第に修正されていく。何事も、時には休むことも大事なのだとか、全部うまくやれるより、時々しくじったほうが、結果的には、物事は長続きして、うまくいくものだとか、そういった新しい思考パターンを、それとなくインプットすることで、完璧であることが価値だという思い込みが、修正されていく。むしろ、中間的な状態のほうが、安定性に優れ、衝撃にも強いのだというプラスの価値に気づく。それは、やがて行動にも反映されていく。何事も訓練なのだ。

## 細く長くつながる

こうした両極的思考は、対人関係にも当てはまる。相手が、自分のことをチヤホヤしてくれているうちは、最高の人物のように理想化するが、少しでも素っ気なくされると、ひどく裏切られたように感じて、その人物が信じられなくなったり、憎しみさえ抱いてしまうのだ。

C子は、スタッフのAが熱心に話を聞いてくれることで、Aをとても信頼し、C子の生活も安定に向かっていた。ところが、ある日、C子はD子に無視されてイライラしていた。その不満をAに聞いてもらおうと、面接を希望した。ところが、Aはその日、所用があって時間を取ることができなかった。そそくさと帰っていくAの後ろ姿を見ながら、C子は、Aの関わりも、所詮、仕事の上だけのことで、心から自分のことを心配している訳ではないのだと思い、すっかり裏切られた気持ちになって、首をくくろうとした。

それまで、何十回も、時には何百回も、自分のために相手が時間を割き、援助してくれていても、たった一度拒否されただけで、すべての献身が見せかけのものに思えて、相手が信じられなくなってしまうのだ。その挙げ句に、激しい怒りで反応してしまう。

今まで積み上げられてきた何百回ではなく、今この瞬間の一回がすべてを左右するという気持ちの不連続性が、境界性パーソナリティ障害の対人関係を極めて不安定なものにしてしまう。過去の積み重ねの上に現在の自分は存在し、過去を、責任を持って引き受けることが、一貫性のある自分を保つことになるのだが、それが非常に難しいのだ。

だが、これも変えていくことができる。人と一貫してつながる力を、育てていくことが可能なのだ。そのために必要なことは、人とすばらしい関係を築くことよりも、じっくりと長くつながることを大切にすることだ。急に求めすぎずに、細く長くつながることだ。さらには、一つの関係を大切にする人に出会うことだ。

境界性パーソナリティ障害の人には、不思議とそういう人が現れる。何度かの失敗の後に、めぐり合えることも多い。地味だが誠実で、気持ちの変わらないパートナーが、長い時間をかけてその人を支え、癒していくこともある。

## 自分で自分を支える

だが、境界性パーソナリティ障害の人が、本当の意味で障害を克服するのは、結局、他人のせいにしたり他人に頼ることでは、真の解決は訪れないのだと悟って、自分で自分の問題を引き受けようと決意することによってだと思う。他人に何かを求めている限り、それは不確定で、不安定な要素を必然的に孕《はら》む。どんなに誠実な人であれ、常に一定の気分や体調を維持している訳ではないから、時には期待はずれな反応しか返ってこないということが起きるのだ。

自分の問題の解決を他者に委ねていては、いつもうまくいくとは限らないし、その他者が、いなくなるという不安に怯えることにもなる。他人に頼り続けることで、自分自身を支える力も弱ってしまう。

うまくいかないことがあったとき、他人のせいにするのをやめてみるといい。うまくいかないことがあったときこそ、自分を強くするチャンスなのだ。失敗と挫折のストレスに耐えることが、その人を強くする。寂しいからといって、すぐに他人で紛らわすのをやめてみるといい。孤独に耐える力が、その人を強くする。何か欲求不満が生じたとき、それをすぐに解消しようとするのをやめてみるといい。その人は、そう決断できた自分の力を手に入れて、みるみる自分が変わっていくことを実感するはずだ。

結局、自分を変えるのは自分にしかできない。その人自身が、自分のつらさを自分で引き受けて、どうにかしようと思ったとき、その人は変わり始めるのだ。本当は、その人の中にはそうする力が眠っていることに気づくだろう。

もちろん苦しいときは、助けを求めたらいい。だが、相手がうまく助けてくれなかったから自分が苦しいのだとは思わないほうがいい。相手も、疲れて気持ちに余裕がなかったのかもしれないし、何か苦しいことを抱えていたのかもしれない。でも、きっとうまく助けられなかったことを、相手も気にしているはずだ。

もし、相手が、気分をうまく変えられるアドバイスをしてくれたら、その心地よさに甘えるのではなく、そのアドバイスを心に刻みつけることだ。その場その場で、人との関係を消費してしまうのではなく、絶やさない灯火にしていくことで、その人の人生はつながっていく。そして、その人が、周囲の人に素直に感謝することができるようになれば、その人は、もう癒され始めているだろう。

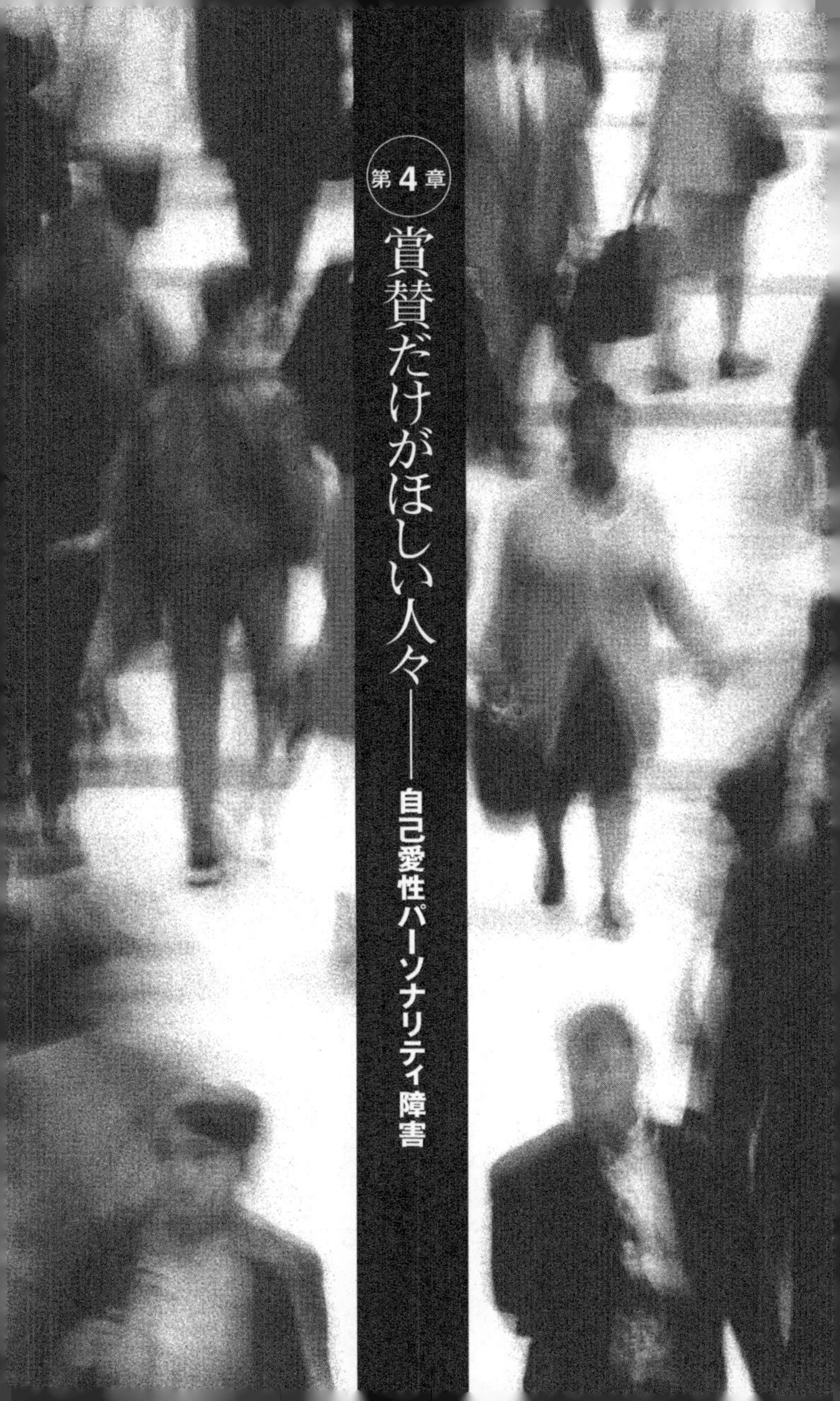

# 第4章 賞賛だけがほしい人々——自己愛性パーソナリティ障害

特徴と背景

## 自分は特別な存在

自己愛性パーソナリティ障害の人は、自分は特別な存在だと思っており、それにふさわしい華やかな成功を、いつも夢見ている。特別な存在である自分に、他人は便宜を図ったり、賞賛し、特別扱いするのが当然だと考える。見た目に華があり、注目を引く服装を格好よく着こなしている。もったいぶった口調や自分の重要人物ぶりを仄《ほの》めかすような言動も、よく見られる。

自分が特別であることを裏づけるために、有名人との関係を、さも親友のように話したりする。また、ステータスや社会的地位の高い者に、自分から進んで接近しようとする。

自己愛性パーソナリティ障害の人にとっては、自分の身に受ける苦痛に対しては、どんな些細なことも我慢できない。例えば、痒みとか空腹さえ、激しい不機嫌の原因となる。

このタイプの人は、実際、人並みより優れた才能や能力を有しているのが普通である。だが、時には、それが親譲りのプライドだけだったり、誇るべきものが古い家柄だけだったりということもある。いずれにしろ、彼らが内心に抱いている、途方もない特権意識は、およそ現実とは釣り合わないほどに肥大しているので、さまざまな支障を生じてしまうのだ。

自己愛性パーソナリティ障害の人は、「天才」や「一流」という言葉が好きである。また自

## 自己愛性パーソナリティ障害

誇大性（空想または行動における）、賞賛されたいという欲求、共感の欠如の広範な様式で、成人期早期までに始まり、種々の状況で明らかになる。以下のうち５つ（またはそれ以上）によって示される。

（1）自己の重要性に関する誇大な感覚（例：業績や才能を誇張する、十分な業績がないにもかかわらず優れていると認められることを期待する）
（2）限りない成功、権力、才気、美しさ、あるいは理想的な愛の空想にとらわれている。
（3）自分が“特別”であり、独特であり、他の特別なまたは地位の高い人たちに（または施設で）しか理解されない、または関係があるべきだ、と信じている。
（4）過剰な賞賛を求める。
（5）特権意識、つまり、特別有利な取り計らい、または自分の期待に自動的に従うことを理由なく期待する。
（6）対人関係で相手を不当に利用する、つまり、自分自身の目的を達成するために他人を利用する。
（7）共感の欠如：他人の気持ちおよび欲求を認識しようとしない、またはそれに気づこうとしない。
（8）しばしば他人に嫉妬する、または他人が自分に嫉妬していると思い込む。
（9）尊大で傲慢な行動、または態度

『DSM-Ⅳ-TR 精神疾患の分類と診断の手引 新訂版』（医学書院）より

分の自慢話が好きである。それも、さりげなく溜め息の出るような話をしたがる。自分は特別なのだという意識が、言葉からも、物腰からもぷんぷんと漂ってくる。自分は特別な存在であるという意識は、侵すべからざるものであり、そうでない存在に、どこか蔑《さげす》みの目を注いでいるのである。

自己愛性パーソナリティ障害の人は、自分を賞賛してくれる取り巻きを求める。なぜなら、賞賛こそ彼のパンであり、活力源なのだ。そうした性向をうまく活用すれば人気者として成功できるが、自慢話や自己陶酔に耽《ふけ》りすぎると、次のケースのようにいささか滑稽なことになる。

予備校で教える三十代後半の講師である。大学院を出て、国語を教えている。話は面白く、生徒にも人気がある。予備校で講師をする傍ら、脚本を書いていて、劇作家になることを夢見ている。まだ、一作も活字になったことも、上演されたこともないが、劇作家用の名刺を、いつも携えていて、誰かれとなく渡して、自分の成功を確信している様子で抱負を語る。「本当は、僕はこんなところにいるべき人間じゃないんです」と真顔で付け加える。有名な劇作家のような口調で、女優や作家の名前を挙げ、さも親しい付き合いをしているかのように話す。

態度はやや強引で、相手が応じるのが当然のように、唐突な頼み事をする。普段は、穏やかで、ユーモアもあるが、些細なことであれ、自分のやり方に注文をつけたりすると、相手が誰であろうと、激しく反撃に出る。大学で研究を続けられなくなったのも、教授と折り合わなかったためである。力量を認められ、予備校の仕事は順調だったが、事務局長に、生徒が減ったといわれた一言で、プイとやめてしまった。

### 非難に弱い。時には、引きこもりも

自己愛性パーソナリティ障害の人は非難に弱い。あるいは、非難を全く受けつけない。ごく

小さな過ちであれ、欠点を指摘されることは、彼にとっては、すべてを否定されるように思えるのだ。このタイプの人は、強迫性パーソナリティの人と同様、完璧主義者なのである。したがって、自己愛性パーソナリティ障害の人は、非難されると、耳を貸さずに怒り出す。なかなか自分の非を受け入れようとはしない。

だが、それが逃れられないものだと悟った瞬間に、彼はすべてが台無しになったような思いに駆られ、ひどく落ち込む。

したがって、自己愛性パーソナリティ障害の人は、人に教えられるのが苦手である。彼は余りにも自分を特別な存在だと思っているので、自分を教えることができる存在など、そもそも存在しないと思っている。ましてや、他人に、新米扱いされたり、叱られることは、彼の尊大なプライドが許さないのである。

華々しい成功を収めていても、少し悪評を耳にしただけで、彼はひどく傷つく。成功の頂点にいても、わずかの躓きで絶望し、自殺してしまうことさえある。自信家に見えるが、非常に脆い一面も持つのである。

過剰な自信とプライドとは裏腹に、現実生活において子供のように無能で、依存的であるのも、自己愛性パーソナリティ障害の特徴である。そのどちらもが、しばしば社会生活に不適応を起こす原因となる。

時には、批難によって不完全性、欠点が暴露されることを恐れて、社会的引きこもりが見られることもある。自らを「不遇の天才」と考え、彼にかしずく者（たいていは親か配偶者）にだけ王のように君臨して、顎でこき使うのである。次のケースにも、その徴候が認められる。

一流企業に勤める四十代初めのサラリーマンである。三十代まではすべて順風満帆であった。彼は何をやっても成功する自信に溢れて、仕事に取り組んでいた。ところが、新しい部署に移ったところから、雲行きがおかしくなった。彼が成功を確信するプロジェクトに、リスクを嫌う上司が待ったをかけたのだ。彼はさらに上の上司にも直接かけ合ったが、彼の計画の甘さを指摘されただけだった。彼には上司の非難は全く不当で、自らの保身のために安全策をとったとしか思えなかった。

以来、その上司との人間関係がぎくしゃくしてしまった。彼は仕事に対して以前のような情熱を感じられなくなっていた。彼は自分の人生が、やる気のない上司によってダメにされたと感じた。気がつくと、どんどん酒量が増えていた。気分も重く、会社も遅刻したり、休むことが目立つようになった。会社の健診で、肝障害を指摘され、禁酒するようにいわれたが、やめようとはしなかった。

会社は休みがちであるが、短編小説を書いていて、それで賞を取って、作家として身を立てることを夢見たり、インターネットで商売をして、大もうけしようと考えている。だが、目の前の仕事には、意欲が湧かない。それは、本当の自分の仕事ではないという思いばかりが募る。献身的な妻に支えられて何とか生活しているが、もっと素敵な女性が自分にはふさわしいのではないかと思ったりする。飲み屋の女性と肉体関係を持ち、金銭を要求されるが、その交渉は妻にやらせている。

## 優雅なる冷酷

自己愛性パーソナリティの人は、第一印象では、非常に魅力的で、好感を持たれることが多い。しかし、付き合いが深まるにつれて、身勝手で、粗野な部分が露呈し、驚かされたり、がっかりさせられることも少なくない。

このタイプの人は、対人関係において、賞賛だけを捧げてくれればいい大多数の者と、しばしば現実面では無能力な本人の世話をし、さまざまな現実問題の処理を代行してくれる依存対象の二種類を求める。前者であるうちは、お客さんとして魅了させられることになるが、後者の存在に代わった途端、召使いやお手伝いさんの扱いに変わってしまうのである。だが、そのどちらかであるうちは、まだ存在価値を認められるが、どちらでもなくなると、使い終わったティッシュでも捨てるように、容赦なく排除されるのである。自己愛性パーソナリティ障害の人にとって他者は、特別な存在である自分のために、何らかの奉仕をする人たちなのである。

他者の内面や存在の尊厳が省みられることは、ほとんどない。自己愛性パーソナリティ障害の人にとっては、余りにも自分が重要なので、他人のことや問題は、いわばどうでもいいのだ。ある意味で、他人は自分の都合や利益のために利用するものでしかない。利用価値がなくなったり、思い通りに動いてくれなくなれば、その関係は終わりを告げる。利用価値がなくなったものは、無価値でつまらないものとして否定される。

非常に冷酷で搾取的な構造が、そこには認められる。

他者に対して搾取的な、もう一つのパーソナリティ障害である反社会性パーソナリティ障害とは違って、露骨な搾取ではなく、一見優雅ですらあるが、心の底では、他人の気持ちに無関心で、乏しい共感性しか持たない点では、通じ合う一面を持っている。自己愛性パーソナリティ障害の人が、何かの弾みで、犯罪行為に走ってしまったり、挫折体験を機に、反社会性パーソナリティに変貌してしまうことがあるのは、そうした他者に対する共感性の乏しさが一因していると思う。

## 肥大した自己愛性

それでは、誇大な自己愛を特徴とする、自己愛性パーソナリティ障害は、どのようにして培われるのだろうか。いくつかのケースを見ながら、その成立の秘密を考えていきたい。

先に述べたように、コフートは、未分化な「自体愛」から発達したばかりの、幼く万能感に満ちた「誇大自己」や「親の理想像《イマーゴ》」が、その時期に、親によって適切に満たされなかったために、それが残存して歪な発達を遂げたと考えた。

また、マスターソンは、境界性パーソナリティ障害と対比して、自己愛性パーソナリティ障害は、自己否定による落ち込みを避けるために、誇大ともいえる自信を振りかざす「自己愛型防衛」によって、自分を守っているとした。

同じ自己愛の障害を抱えていても、自己愛性パーソナリティ障害は、前出の境界性パーソナリティ障害と、ちょうど正反対の感がある。境界性パーソナリティ障害のほうは、自己否定の泥沼でのた打ち回っているのに対して、自己愛性パーソナリティ障害のほうは、自信に溢れ、誇大ともいえる成功を夢見ている。

だが、いずれも、その根底には、自己愛の傷つきがあるのだ。先のサラリーマンのケースのように、自信に満ちて成功を収めていても、一度自信という鎧が、突き破られるような体験をすると、自己愛性パーソナリティ障害の人は、意外な脆さを見せるのである。

境界性パーソナリティ障害が女性に多いのに対して、自己愛性パーソナリティ障害はやや男性に多い。そこには、ジェンダーの特性の違いが反映されているだろう。

## 二人のサルバドール・ダリ

歪に肥大した自己愛性の成立を考えるとき、サルバドール・ダリの生い立ちは、その極端さゆえに、示唆に富んだ例を与えてくれる。

シュールレアリズムの画家、サルバドール・ダリはさまざまな奇行で知られるが、晩年は取り巻きから神の使いと奉られて、奇矯なコスチュームをまとい、ポルト・リガートの神殿のような建物で暮らしていた。歪に肥大した自己顕示性と万能感に満ちた誇大な思い込みは、病的なナルシシズムの一つの典型を示している。

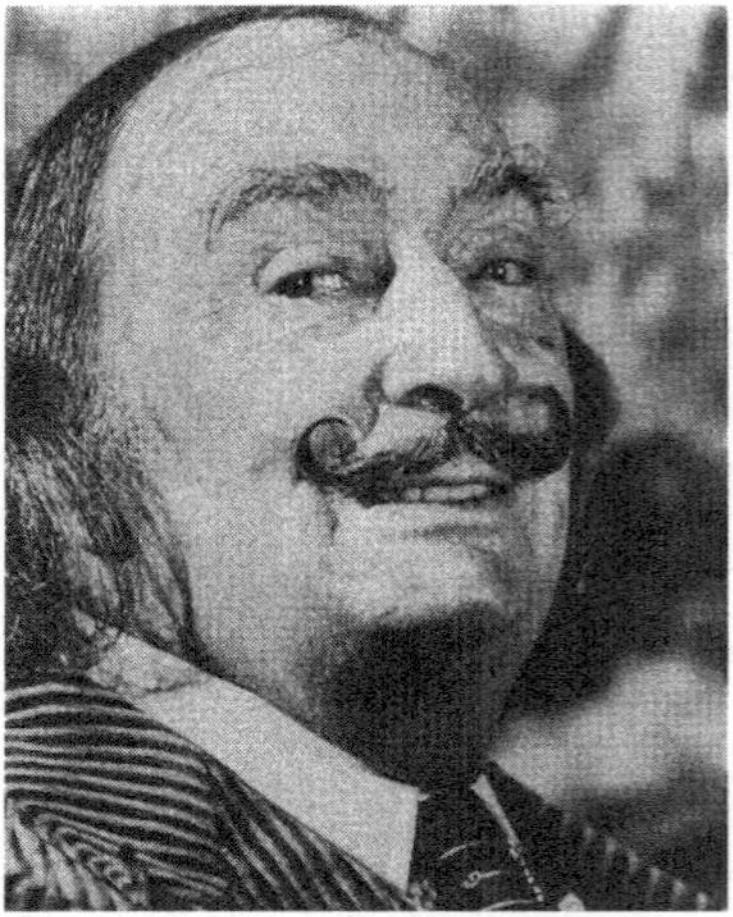
サルバドール・ダリ（©AFP＝時事）

彼は、スペインのカタルーニャ地方にある小都市フィゲラスの裕福な公証人の家に生まれた。だが、サルバドール・ダリという同じ名前の兄が、わずか九ヶ月前に、二年の短い生を終えていたのである。両親は、亡くなった我が息子を悼んで、あるいは、その再生を願うように、生まれてきた子に、同じ名前をつけた。サルバドール・ダリは、両親にとって、亡き息子の生まれ代わりであった。

幼いダリは、両親の寝室に飾られていた、もう一人のサルバドール・ダリの写真を見るのを、怖れていた。それは、彼に自分自身の死のイメージを激しく掻き立てた。父親の目が、自分を見詰めるとき、同時にもう一人のダリが、そこには映し出されていることを、人一倍繊細な彼は、子供心に感じていた。

「無神経な父は、私の苦しみも知らず、死んだ息子に不毛な愛情を注ぐことで傷をえぐりつづけたのだ」とダリは後年綴った。

母親も、亡き息子の幻影に囚われていた点では、同じであった。母親は、亡くなったサルバドールは天才だったと語り、自分と同じ名が刻まれた墓場にダリを連れていった。家中には、兄が使った玩具までもが、そのまま残されていたという。

幼いダリの存在が、もう一人の幻のサルバドール・ダリによって、どれほど脅かされていたかが想像できる。ダリが生涯にわたって、いささか滑稽ともいえる自己宣伝の衝動に囚われ続けた理由がわかる気がする。

ダリ自身、こう記している。

「私の奇矯な振るまいや支離滅裂な発言は、こんな生い立ちと悲劇的に結びついている。私は自分自身に証明したいのだ。私は死んだ兄ではない。生きているのは私だ、と」

その一方で、母親はダリを甘やかした。どんなに悪戯をしても叱ることはなかったという。ダリは癇癪持ちで、八歳までオネショがやまなかった。幼いダリが、アンバランスな愛情環境に置かれていたことが推し量られる。

自己愛性パーソナリティ障害の成立の背景に、必ず見出されるのは、こうした愛情の歪さ、アンバランスさである。一方の溺愛と、一方の愛情不足。そうしたバランスの悪さが、背景に浮かび上がる。

コフートが、自己愛性パーソナリティ障害の人が、大人になっても幼い誇大自己を抱え続けていることについて、本来満たされるべき時期に、自己愛的な顕示欲求が、母親によって満たされなかったためだとした説明は、ダリの場合も、よく当てはまるだろう。

無論、サルバドール・ダリの病跡学的診断が、自己愛性パーソナリティ障害だけであると述べるつもりはない。露出症、服装倒錯なども結びついた演技性パーソナリティ障害の合併も認められるであろうし、強迫性、依存性、回避性、失調型パーソナリティ障害の要素も認められるであろう。あらゆる自己愛の病理を抱えていた彼は、もっとも本来的な意味で、ナルシシストであったといえるだろう。

## 愛情剥奪体験と傲慢さという鎧

自己愛性パーソナリティの人で、もう一つ、よく出会うパターンは、幼い頃、可愛がられて育ったが、途中で養育者が亡くなってしまったり、生き別れするといった愛情剝奪体験をしていることである。また貧しく恵まれない、本人が恥辱に感じている出自と本人の才能や能力のギャップが大きい状況もよく見出される。蒙《こうむ》った寂しさや傷を、味わった屈辱的体験を、自己愛性パーソナリティの人は、他の者から賞賛を得ることで補おうとしてきた。あるいは、傲慢さという鎧をまとい、自分を特別で、優位な存在だと思うことで、守ってきたのである。

愛情喪失体験というダメージや屈辱的体験を撥ねのけ、力強く育っていくためには、ある程度、しっかりしたベースの上に試練が与えられなければならないのだろう。自己愛性パーソナリティを示す人は、人生早期に蒙った試練を跳ね除けるだけの、天与の能力と強さを持っているように思う。

自己愛性パーソナリティの人が示す、傲慢さ、尊大さ、妥協を許さない心は、創造的な営みにおいては、非常に大切なものである。誇大ともいえる自信があるからこそ、誰にもなしえない成功ももたらされるのである。

アーティストや芸術家にとって、こうした特性は不可欠だと思う。周囲の意見を気にして、妥協したり、作り手がぐらついていては、絶対、本物は生まれないのである。

逆にいえば、優れた作り手というのは、心の中に癒されない「孤独」を抱えている。

多くのアーティストは、愛情面での傷つきを持ち、それによって、極度に繊細な感性と表現力を獲得している。彼らが、単に満ち溢れる愛情の中で育っていれば、一流のアーティストになることはなかっただろう。

優れたアーティストになるためには、自己愛の傷つきは、それを補償するだけの十分な才能とともに、必要条件だともいえる。

**『獅子座の女シャネル』**

ココ・シャネルの、心を揺さぶる口述のメモワール『獅子座の女シャネル』の中で、彼女は、自らの物語を、孤独で傲慢だった少女ココについて語ることから始めている。孤独と傲慢。彼女自身が率直に語っているように、この二つの言葉は、彼女の人生を言い表すキーワードであるとともに、両者は、彼女の生い立ちと密接に結びついていた。

「六つで、もう一人ぼっちでした。母は死んだばかり……父は伯母たちの家に、まるで荷物のように、私を置き去りにすると、アメリカに旅立ち、それっきり帰ってきませんでした」

彼女は、最初に伯母のうちに連れてこられた夜のエピソードをなまなましく語っている。伯母たちは、遠方からやってきたお腹をすかした姪に、半熟卵を作ってくれた。だが、ココは、「卵なんて、大嫌い！」と叫んで、食べようとしなかった。本当は、卵は大好きだったのだが、伯母たちの態度に、繊細なココは、意地悪で煩わしげな空気を感じ取り、傷ついたのだ。

「この陰気な最初の夜の出だしから、なにかにつけて、拒否し、みんながくれるものを、かたくなに断ったり、新しい生活に対して、否定しこばみつづけることが不可欠となってしまった。(中略) 私はなんにでも、ノンと言った。それは、ひたすら、愛されたいという、激しい生命の欲求からほとばしり出る結果だったのである」

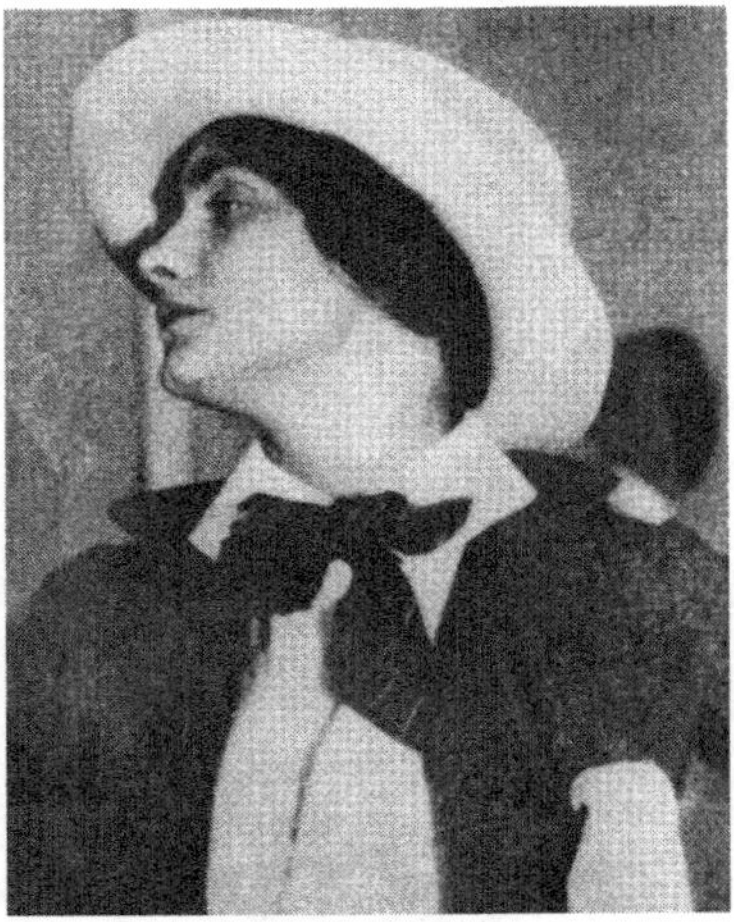
ココ・シャネル（©PANA）

真の愛を求めるがゆえに、妥協せずに、拒み続けることは、少女ココを、反抗的で、気位の高い、強烈なキャラクターに育て上げていく。
彼女の「傲慢さ」は、自らを守るために必要な鎧だったのである。それは、まさに自己愛性パーソナリティの人が、己を守るやり方なのである。
ココは、自らの「傲慢さ」について、こう語る。
「そう、あたしは、いつも、とっても、傲慢だった。頭を下げたり、ペコペコしたり、卑下したり、自分の考えを押しまげたり、命令に従うのは、大嫌いだった。とにかく、ひとに、頭を下げるのは、真っ平だった。昔と変わりなく、いまでも、この傲慢さは、仕事、しぐさ、声の調子、視線、表情――あたしの人となりのすべてに、はっきりとあらわれている。（中略）傲慢さは、あたしの性格のすべての鍵ともなったかわりに、独立心となり、また非社交性ともなった。それは同時に、あたしの力や成功の秘密にもなっていったのである」

自らの「傲慢さ」に、このように肯定的な見方を下せることこそ、ココ・シャネルの真骨頂といえるかもしれないが、彼女にとって、傲慢さは、欠点であると同時に、偉大な成功の原動力ともなったのは間違いない。それは、生涯にわたる「孤独」という代償の上に贖《あがな》われたものでもあった。

### 肥大した理想と釣り合わない外界

自己愛性パーソナリティ障害は、傲慢で、誇大な成功を夢見たり、特権意識をかさにきた、人を人とも思わない態度をとっているとは限らない。自己愛性パーソナリティ障害は、一見、そうした自信たっぷりな様子とは正反対な、引きこもりや、うつ状態、対人恐怖、心気症などの陰に隠れて存在していることが少なくない。

自己愛性パーソナリティ障害が、医療の対象になる場合、もっとも多いのはうつ状態である。

最近の研究では、本来の「うつ病」である大うつ病の二割近くに自己愛性パーソナリティ障害が認められている。これは、強迫性などに次ぐ高い比率である。

引きこもりは、自己愛性パーソナリティ障害の随伴症状としても、重要である。自己愛性パーソナリティ障害に見られる引きこもりは、一つは、肥大した自己愛的理想と、現実の自分の間に、大きなギャップが生じることから起こる。自分が抱いている偉大な成功と、卑小な現実が釣り合わなくなったとき、ナルシシストは、自分の小さな世界に閉じこもることによって、失望したり、傷つくことから身を守るのである。また、自己愛性パーソナリティ障害の人は、周囲の人と摩擦が多くなり、あるいは、自分のプライドを守るために、身構え、神経をすり減らすため、知らず知らず対人関係を避けてしまうのだ。

薬物乱用もしばしば見られ、それが治療のきっかけとなることもある。また、挫折体験に際して、自分の才能や能力が他人に妬まれて、迫害を受けているという被害妄想を抱きやすい。

非行、犯罪の世界に目を転じると、共感性の乏しさや搾取的な態度から、しばしば虐待や攻撃に手を染める。反撃されにくい弱者に対するのが特徴で、強制わいせつやセクシャル・ハラスメント、ストーキング、DV（家庭内暴力）のオフェンダーには、自己愛性パーソナリティ障害が多い。ここ数年、児童に対する強制わいせつ等の性犯罪の増加が問題になっているが、自己愛性パーソナリティ障害が一般人の間に広がっていることの表れだと考えられる。

小学生に対する強制わいせつを繰り返していた十八歳の少年は、知能指数百三十の優秀な頭脳の持ち主でもあった。小学、中学時代は、成績も良く、運動系のクラブ活動のキャプテンを務めるなどリーダー的な存在だった。高校に入って、成績が下降するとともに、引きこもりがちとなる。留年するかもしれないと不安を抱いていた矢先、最初の犯行に及んでいる。それから、ムシャクシャすると、「気分転換に」犯行を繰り返すようになる。

考え出すと、どんなことをしてもやり遂げてやろうと思うという。「やろうと思えば、自分には何でもできる」との思い込みもある。幼い子を対象に選ぶのは、「思い通りに操れるから」だという。被害者に対して、「何も感じない」といい、「自分には、もう関係のないことにしか思えない」という。集団生活も、大した問題もなく過ごすが、他の少年に対しては、見下したような冷ややかな態度をとる。一緒に力を合わせてやることには無関心だが、競争するのは好きで、勝ち負けにこだわる。

自己愛性パーソナリティ障害がある場合、他者に対する共感性が乏しいと同時に、防衛による自己正当化が強力なため、本当の反省の念を抱きにくい。この少年も、そうした点で進歩が見られるのに時間を要したケースである。

## 接し方のコツ

## もし自己愛者が上司や同僚だったら

自己愛性パーソナリティの人が、上司や同僚である場合、部下や周囲の者は何かと苦労することになる。自己愛性パーソナリティの人は、仕事の中身よりも、それが個人の手柄として、どう評価されるかばかりを気にしているので、本当に改善を図っていこうと努力している人とは、ギャップが生じてしまう。自己愛性パーソナリティの人は、自分の手柄にならないことには、無関心だし、得点にならない雑用は、できるだけ他人に押しつけて知らん顔をしている。おいしいところだけを取って、面倒な仕事や得にならない仕事には近寄ろうともしない。

自己愛性パーソナリティの人は、気まぐれで、気分がよいと、べらべらと調子のいい長口舌を振るうが、機嫌が悪いと、些細なことでも、ヒステリックに怒鳴り声を上げ、耳を疑うような言葉で罵ったり、見当はずれな説教をしたりするのである。

自己愛性パーソナリティの人にとっては、自分の都合が何よりも優先されて当然だと思っているので、周りの者の迷惑などお構いなしに、列に割り込もうとしたり、順番が待てずに、自分を特別扱いするように要求したり、約束を一方的に変更したりしても、当然だと思っている。相手がミスや過ちを犯したりすれば、大騒ぎをして糾弾するのに、自分がミスをしても、何とも思わない。セクハラやＤＶが多いのも、自分は偉く、自分のすることは、どんなことでも特別に許されるという思い込みがあるためだ。

自己愛性パーソナリティの人が、権力や地位を得ると、周囲は散々な思いをする。権限をかさにいうことを聞くように迫られたり、自分にこびへつらわない者は、冷たく無視されたり、いじめるように仕向けたり、子供のような真似を、権力のもとに行うのである。

自己愛性パーソナリティの人は、自分はあくまで正しいと思っているので、自分を省みるということが非常に難しい。明らかに過ちを犯したときでも、謝罪は口先だけのもので、心の中では、自分が正しいと思っている。

したがって、気分を害さないように忠告をするのは、至難の業である。本人のためを思って欠点を指摘する場合も、たとえ表面は平静を装っていても、心の中では憤っていて、何かの拍子にいわれたことに対する怒りが、噴出してくる。

ナルシシストにとって、他者は自らを賛美し、利用するものでしかない。少しでも賛美の仕方が足りなかったりすれば、彼は激しい憤慨を覚える。ましてや、批判したり、欠点でも指摘しようものなら、あなたは、彼から全存在を否定されるだろう。欠点を述べるときは、まさに絶交覚悟でなければならない。

こうした特性のため、自己愛性パーソナリティの人と、うまくやっていくのは大変である。ただし、自己愛性パーソナリティの人には、二面性があり、日向と日陰の部分で、全く態度が違う。うまくやっていく秘訣の一つは、その人の日向側に身を置くということである。それは、つまり、相手の厭な側面のことは、いったん問題にせず、賞賛する側に回るということである。相手を、本人が望んでいるように、帝王か、不世出の天才のように扱うほうに徹するということである。

そうすると、彼は自分の中の、すばらしい部分を、あなたにも投影して、自分のすばらしさがわかる人物として、あなたも、その二段階下くらいには、列せられるだろう。

こうして、あなたが、すばらしい自分を映し出す、賞賛の鏡のような存在になると、あなたの言葉は、次第に特別な重みを持つようになる。あなたが、たまに彼の意志とは、多少異なる進言を付け加えても、彼は反発せずに耳を貸すだろう。ただ常に当人の偉大さを傷つけないように、言葉と態度を用いる必要がある。

自己愛性パーソナリティの人を動かす有効な方法は、義務や道理を説くより、不安や嫉妬心、功名心を刺激することである。自己愛性パーソナリティの人は、基本的に小心で、嫉妬深く、負けん気が強いので、さりげなく行動しなかった場合に生じる、不利益な事態について触れたり、競争心をつつくだけで、有効な動機づけとなるのである。

## 現実能力を補う

ダリの場合は、やや極端なケースであったが、自己愛性パーソナリティ障害の人は、自信に満ちた自己アピールの一方で、現実的な問題処理能力の乏しさ、脆さを抱えていることが多い。自己愛性パーソナリティ障害が、どういうふうに醸成されるかを考えれば、それは必然の結果であろう。従って、自己愛性パーソナリティ障害の人は、現実的な問題処理を、身近で肩代わりしてくれる人が必要である。

優秀なマネージャー的存在をパートナーに得ると、自己愛性パーソナリティ障害の人は、非常に能力を発揮する。大きな成功を成し遂げた自己愛性パーソナリティの人は、たいていそうしたマネージャー役の人物が、バックアップしてくれているものだ。

ところが、パートナーを選び間違えると、衝突とすれ違いばかりが起こったり、現実的な些事で本人を疲弊させ、伸び伸びとした能力の発現が抑えられてしまうことになる。

にもかかわらず、自己愛性パーソナリティの人がしばしば犯す失敗は、自分と同じような自己愛的な人物をパートナーに選ぶということだ。容姿、知性、ステータスのあらゆる点で完璧なパートナーが、自分にはふさわしいと考えるからだ。ところが、いかにも人が羨みそうなお相手は、当人自身と同じくらい、自分のことに熱心でも、彼のアシスタントやマネージャー役など、真っ平ご免だろう。結局、互いの関係は、飾り物程度の意味しかないということになり、些細なことで破綻しやすい。

互いがパートナーというより、いつのまにかライバルになってしまうこともある。そうなると、パートナーの成功が、関係を冷却させることもある。自己愛性パーソナリティの人にとって、パートナーといえども、自分より成功することは許せないのである。

こうした不幸な関係にならないためにも、ライバルとなる相手をパートナーに選ぶことは、避けたほうがいいだろう。

## ロダンとカミーユ・クローデルの不幸な関係

オーギュスト・ロダンと彼の愛人だったカミーユ・クローデルの関係は、その意味で、不幸な組み合わせだったといえる。二人の天才的な芸術家は、本来の性質において、自己愛的であった。だが、叩き上げの職人から、創作芸術家に転向して名声を勝ち取ったロダンは、世間知らずのカミーユとは違い、したたかな現実対処能力を備えてもいた。

若く美しいカミーユは、中年を迎えていたロダンにとって、単に性欲の対象というより、自己の芸術への格好の刺激剤として重要だった。ロダンは、無論その機会を逃さなかった。ロダンは、まずカミーユの才能よりも、その美しく官能的な肉体を、モデルとして求めたのである。カミーユは、ロダンのために何時間もモデルを務めた。同時に、早熟な才能の片鱗を見せていたカミーユは、ロダンの愛弟子として、作品の制作に協力する。ロダンとは異なる輝きを放っていたカミーユの芸術は、結果的にロダンの作品へと組み込まれ、カミーユの独自性は損なわれていく。

一方、カミーユは世間知らずなお嬢さんで、ロダンよりその内部に不安定な要素を抱えていた。

カミーユ・クローデルの養育環境について、弟であり作家でもあるポール・クローデルによると、二人の母親ルイーズは、自身が母親を早く失い、母親の情愛を知らずに育ったということもあってか、子供にほとんど無関心で、一度も子供を抱擁したことがなかったという。しかも、最初の息子アンリは、生まれて間もなく夭逝し、その翌年に生まれたのがカミーユだった。息子を期待していた母親は、失意も露に落胆し、カミーユに対しては生涯冷淡だった。この天賦の美貌と才能に恵まれた女性も、母親の愛情にだけは恵まれなかったのである。

その生い立ちが背負わされた悲劇は、奇妙なほどに、サルバドール・ダリのそれに似ている。カミーユ・クローデルの自己愛性の源が、自分自身の存在を認めてもらいたいという必死の思いにあったことは、想像に難くない。だが、愛情飢餓をうちに抱えたカミーユは、同時に脆さも抱えていた。

カミーユ・クローデルにとって、ロダンは師であり、恋人であったが、カミーユが本当に望んだのは、ロダンが人生の伴侶となってくれることだった。

だが、カミーユがロダンの子を身ごもったとき、ロダンは出産を望まなかった。ロダンの本心を察したカミーユは、片田舎の医院で、一人屈辱的な堕胎手術を受ける。カミーユはロダンから自立を図ろうとするが、もはや時すでに遅しであった。カミーユの芸術は、ロダンの影響力を離れて、正当に評価されることはなかったのである。カミーユの精神は次第に変調をきたしていく……。

結果的に、ロダンは狡く立ち回ったことになる。ロダンは、意図的にそうしたのではないにしろ、カミーユの若さと美しさと芸術的な才能を、都合よく収奪したのである。容貌も若さも衰えたカミーユは、ロダンの子供を持つことさえ許されず、立ち去っていくより他なかった。真剣に愛情を求めようとしていたカミーユのほうが、より大きな傷を受けたのである。

同じ自己愛性パーソナリティでも、ロダンのほうはしたたかで、頑丈なナルシシストであり、カミーユは、愛に飢え、傷つきやすいボーダーライン的なナルシシストだったといえる。二人が愛を貪り合った後に、起こることは目に見えていた。

自己愛性パーソナリティ同士が互いを求め合ったとき、どちらかが、自己愛の追求を断念して献身する側に回るか、断念できない場合は、どちらかが潰されてしまうのである。そうならないうちに、早めに別々の道を歩んだほうが無難なのである。

その点、ダリと、その妻ガラの関係は、正反対の関係にあった。ダリは、非常に脆く不安定な要素を抱えたナルシシストだった。一方、十歳年上の妻、ガラは、平凡な人生では収まりがつかないものを抱えていたが、世間の風当たりなどどこ吹く風の、極めてタフでしたたかな女性だった。虚言癖のあったガラは、明らかに演技性パーソナリティの特徴を示していたが、不安定で脆いダリに比べたら、ずっと頑健な自我と現実能力を持っていた。目くるめく才能を持つダリと、ガラの母性的保護能力は補完し合うものであったといえる。

二人の関係が極めて幸福なものだったとは言い難いが、少なくとも五十年の長きにわたって維持されたのである。

## 克服のポイント

### 自分を狭めず、他人から学べ

自己愛性パーソナリティ障害の人がもっとも苦手なことは、謙虚に他人の言葉や教えを聞くということである。だが、もしそうすることができるようになれば、自己愛性パーソナリティ障害の人は、本来持っている能力を活かして、現実の中で成功を手にすることができる。あるいは、破綻から身を守ることができる。

耳の痛いことをいってくれる人を大切にすることが、自己愛性パーソナリティ障害の人が欠点を克服し、大成することにつながるのである。

自己愛性パーソナリティ障害の人は、自分を絶対視する余り、つい世界や視野が狭くなりがちである。それは、せっかくの能力や才能を、埋もれさせたり、使われないままに錆つかせてしまう原因となる。このパーソナリティの人が、大きく育つためには、人や他の世界から貪欲に学び続けることである。

つまらないと思っていることにも、実は学ぶべきことがたくさん秘められているということを、忘れてはならない。

## よきマネージャーをパートナーに持て

自己愛性パーソナリティ障害の人は、たいてい現実的な処理能力に難点がある。人付き合いや世渡りが下手なのだ。そうした弱点を補完し合えるパートナーと結ばれるならば、それは、すばらしい人生をもたらすだろう。

南北戦争を舞台にした大河歴史小説『風と共に去りぬ』のヒロイン、スカーレット・オハラは、精神医学的にも注目されたキャラクターだった。彼女は、自己愛性パーソナリティ障害のみごとな描写としても、高く評価されたのである。

自分という座標軸でしか世界を見ることができないスカーレット。自由奔放で、誰の支配も受けない気位の高さ。賞賛を当然のように貪る態度。彼女の愛情や人間関係の特質は、彼女の親友であるメラニーやアシュレとは異なっている。彼女の愛は、どこか冷めていて打算的なのだ。彼女は、いつも相手の心の動きを計算しながら行動する。手練手管に長けているが、素直に行動しなかったばっかりに、彼女は本命のアシュレではなく、当て馬のレット・バトラーと、本当の愛情というより、腹いせと打算のために、結婚する羽目になる……。

そんなスカーレットを生み出した、原作者のマーガレット・ミッチェルも、魅力的な女性だったが、彼女が生み出した小説のヒロインと外見や性格、経歴の面でもオーバラップするところが少なくなかった。出版当時、マーガレットは、周囲の友人から、「スカーレットはあなたにそっくりね」といわれたという。スカーレットは、レット・バトラーとの結婚に破れるが、マーガレット自身、その名もレッドという遊び人と結婚したものの、離婚している。実は、マーガレットは、後に夫になるジョン・ミッチェルに心惹かれていたが、成り行きでレッドと結婚してしまったという経緯も、小説のヒロインに似ている。

親しい友人の一人は、マーガレットがジョンに一番惹かれていることを、友達の誰もがわかっていたが、本人だけがわかっていなかったと述懐している。

ただ、小説とは違って、マーガレットは、離婚後、本命のジョンと結ばれた。それが、マーガレットに、愛情面だけでなく、文学的な成功をもたらしたことは間違いない。

では、そのジョンとは、いかなる人物だったのか。九歳で父を心臓発作で亡くしたにもかかわらず、愛情豊かで、思慮深い母親にしっかりと見守られて成長した彼は、とても安定した人柄の人物だった。彼自身、二十八歳のとき、母親に当てた手紙の中で、次のように書き残している。

「僕は他の人々と違って、自己嫌悪を感じたこともありません。それは、母さんから無視されたり、冷たくされたりということがなく、子供時代に親に顧みられなかった多くの人たちが味わったような、訳のわからぬ不安というものを感じることがないからでしょう」（『マーガレット・ラブストーリー』第二章）

精神医学的概念とは無関係に、自己愛性障害というものの成因を喝破した言葉であり、興味深い。

ジョンは、派手さはないが誠実で、仕事熱心で、献身的な人物だった。父亡き後、小さな弟や妹の世話をしながら大人になった彼は、自然ないたわりや思いやりを身につけていた。

自己愛性パーソナリティの人にとって、こうした保護者的人物をパートナーに持つことは、道理にかなった、ある意味で理想的な補完関係にあるといえる。自己愛性パーソナリティの人の現実生活での足元の覚束なさや、内面の不安定さ、傷つきやすさ、依存心の強さを、父性的な安定感が受け止め、補ってくれるのである。こうしたパートナーに恵まれた、自己愛性パーソナリティの人は、余計な憂いなく、自分の天分を思う存分発揮することができる。マーガレットの身に起きたことは、まさにそうした幸運だった。

彼女は、波乱含みだった愛情生活を落ち着かせると、元々の志望だった作家を目指して、執筆に勤しむようになる。マーガレットは、非常に生き生きと一つ一つの場面や人物を描き出す天賦の才能を持っていた。だが、彼女には苦手なことがあった。構成力である。一つ一つの場面や人物を、大きなストーリーに組み上げていくには、建築学的ともいえる別の才能が必要なのである。奔放で感情の赴くままに、話を書き綴っていくマーガレットのスタイルは、長編小説を書き上げるには不向きだった。新聞社で編集の仕事をしていた夫ジョンは、彼女の弱点を補うには打ってつけの存在だった。

こうして、いったんは、書き上げるのを断念しかかっていた大長編小説『風と共に去りぬ』は、完成に漕ぎ着けたのである。

ジョンは、生涯妻に誠実であり続けた。マーガレットも、彼の愛に報いた。小説の成功によってもたらされた悪夢のような騒ぎの後も、その関係は変わることはなかった。

自己愛性パーソナリティ障害の人が、幸せと成功を手にできるかどうかは、一つには、パートナー選びにかかっているように思う。

## 共に何かをする体験

自己愛性パーソナリティ障害の人は、集団で協力して何かをするというのが苦手だ。そういう場でも、孤立的、内閉的、自己中心的に振舞いやすい。自己愛性パーソナリティ障害を克服する最適のチャンスは、チームプレイが必要とされるスポーツや活動に携わることだ。

　そこでは、自分のプレイや動きが、それ自体で完結することはなく、それがチーム全体にどれだけ貢献したかで、その価値は測られる。自分が直接手柄を上げることよりも、自分が犠牲となって、チームメイトを立役者にすることも求められる。そうした訓練の中で、チームメイトをアシストすることに、喜びを見出すようになる。

　当然、容赦ないチームメイトからの評価を受けることになる。他者の評価に敏感な、自己愛性パーソナリティ障害の人にとっては、過酷な状況といえる。そういう体験は、当人の自己愛性を剝ぎ取り、協調的な人間へと鍛え直す。

　だが、往々にして、自己愛性パーソナリティ障害の人は、そういう機会を避け、一人で、あるいは相手が一人だけいれば足りる競技や活動を好む。

## 他者のために生きる

　自己愛性パーソナリティ障害の、もう一つの典型的な克服過程は、他者への献身や社会的活動によって、自己愛という次元を超えた普遍的な人類愛や宗教的な精神に、自己への囚われを昇華していく道行きである。

そうした過程は、多くの偉人の自伝や伝記の中に見出される。

そのもっとも原初的なものは、ゴータマ・シッダルタ（仏陀）の生涯に示される。仏典によると、ゴータマ・シッダルタは、ヒマラヤ山脈の麓の小国を支配するカピラ城に、スッドーダナ王の長子として生まれた。だが、シッダルタの誕生は、喜びよりも悲しみを背負ったものとなった。生後七日にして、母親のマーヤーが亡くなってしまったのだ。以後、シッダルタの養育は、叔母のマハーブラジャパティの手に委ねられる。

シッダルタは、当時としては最高の教育と物質的な贅沢を与えられ、王子として成長した。十六歳で結婚し、一子をもうけた。だが、こうした安逸な生活の中で、彼は次第に沈みがちとなり、どうして人は生まれてきて、また死んでいくのかという問いに囚われるようになる。

母を余りにも早く失ったことが、シッダルタの心に、深い影を落としていたと思われる。本書の観点でいうならば、シッダルタも、ある種の自己愛性障害を抱えていたといえる。二千五百年前、シッダルタの心を、理由もなく浸すようになった憂鬱と虚無感は、まさに現代の自己愛性障害を抱える人たちの心を襲う、一見理由もない憂鬱、虚無感に通じないだろうか。あるいは、何不自由なく育った若者たちの、アパシー状態や引きこもりを思わせないだろうか。

二十九歳になったとき、シッダルタは、妻子も、王子の地位も、財産も投げ出して、城を出た。ついに行動を起こしたのである。最初は、苦行により悟りを得ようとしたが、その虚しさに気づき、その後は思索瞑想に没頭する。そして、ついに大悟を得るに至ったのである。仏陀となってから、入滅までの四十五年間、インド各地を回り、自らの教えを説法することに費やした。

自己愛性障害を抱えた者は、しばしば、それまでの価値やしがらみを捨て、新しい自分を再確立する試みに向かおうとする。その試みが吉と出る場合もあれば、凶と出る場合もある。だが、再確立に向けた遍歴過程がなければ、いつまでも、憂鬱と虚無が長引くことも事実である。

いったんすべてを投げ打って、一から作り直す過程を経ることで、自己愛者は、自己への囚われを超えた、別物に変わりうるのである。あるいは、その道中で、補完し合うパートナーにめぐり合うこともあるだろう。遍歴過程と再構築は、ある意味、親から与えられた既製服の自分を脱ぎ捨て、自分が主体的に選び取った装いに、身をまとい直す過程ともいえるだろう。

このいったん裸になって、もう一度自分の意志で身につけるという段階が、自己愛性障害を持った者が生き直す上で、重要なように思える。

そこで、身につけられる新しい生き方とは、結局何であろうか。それは、自分のためではなく他者のために生きる喜びに目覚めるということだと思う。他者は、身近な家族であってもいいし、もっと普遍的な他者であってもいい。他者に献身する中で、自分自身の傷や囚われも解消し、昇華されていることに、気づくのである。

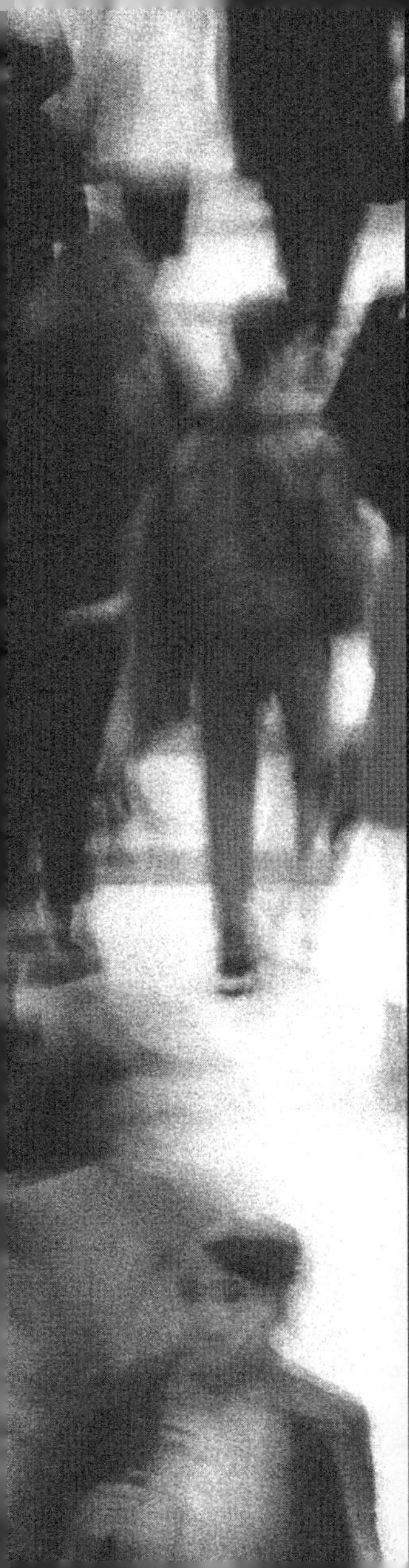

第5章

# 主人公を演じる人々——演技性パーソナリティ障害

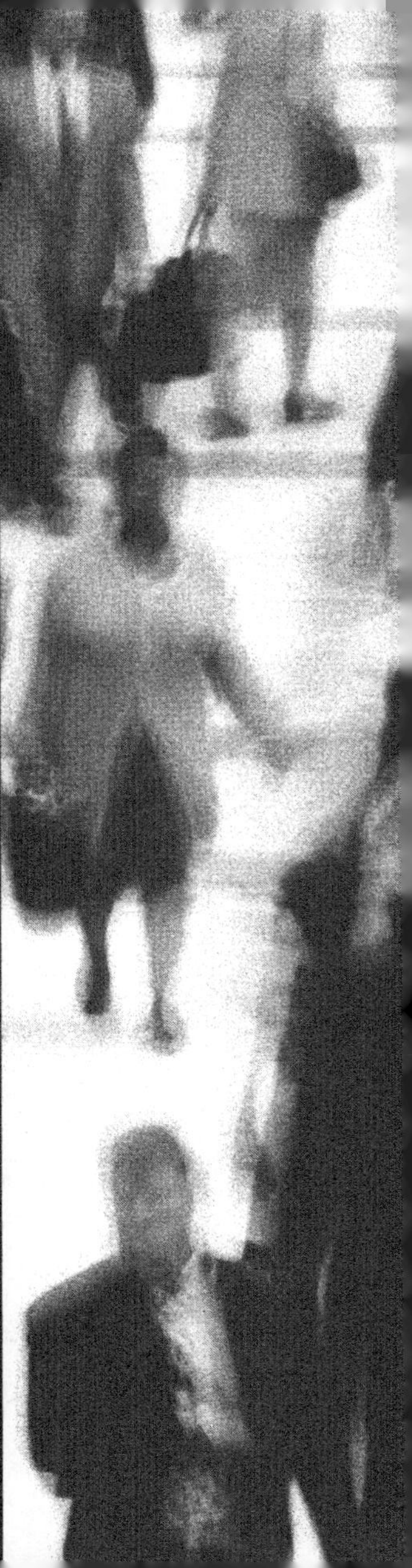

特徴と背景

## 天性の誘惑者にして嘘つき

演技性パーソナリティ障害の人の本質的な囚われは、他人を魅了しなければ、自分が無価値になるという思い込みである。演技性パーソナリティ障害の人は、自分の前にいる者を魅了し、驚かし、注意を惹きつけることが、自分の存在を保つために、何よりも重要と考えるのである。

そのために、自分自身であろうとするより、周囲にアピールする役柄を演じてしまう。その役柄が、人も羨むヒロインだったり、清らかなお嬢さんだったりすることもあれば、可哀想な犠牲者だったり、セクシーな妖婦だったりすることもある。いずれにしても、どこか作り物めいた、わざとらしいところがあるのが普通だが、余りにもみごとに役になりきっているので、すっかり周囲が欺かれることも少なくない。

他者の賞賛を貪ろうとする自己愛性パーソナリティ障害との違いは、演技性パーソナリティ障害の人は、他人を魅了し、関心や注目を引くためになら、自分を貶めるようなことや傷つけることも、平気でやってしまうということである。その意味で、演技性パーソナリティ障害のほうが、自己愛性パーソナリティ障害よりも、より不安定な要素を含んでいる。

実際、演技性パーソナリティ障害は、すべてのパーソナリティ障害の中でも、非常に衝動性

**演技性パーソナリティ障害**

過度な情緒性と人の注意を引こうとする広範な様式で、成人期早期までに始まり、種々の状況で明らかになる。以下のうち５つ（またはそれ以上）によって示される。

(1) 自分が注目の的になっていない状況では楽しくない。
(2) 他者との交流は、しばしば不適切なほど性的に誘惑的な、または挑発的な行動によって特徴づけられる。
(3) 浅薄ですばやく変化する感情表出を示す。
(4) 自分への関心を引くために絶えず身体的外見を用いる。
(5) 適度に印象的だが内容がない話し方をする。
(6) 自己演劇化、芝居がかった態度、誇張した情緒表現を示す。
(7) 被暗示的、つまり他人または環境の影響を受けやすい。
(8) 対人関係を実際以上に親密なものとみなす。

『DSM-Ⅳ-TR 精神疾患の分類と診断の手引 新訂版』（医学書院）より

が高いものの一つである。自殺という不幸な転機をとったり、危なっかしい情事や薬物乱用、犯罪にもかかわりやすい。

演技性パーソナリティ障害の人にとって、他者の目、他人の評価こそが重要なのである。だが、ナルシシストのように、生身の自分そのままで勝負するほど、自分を愛しているわけではない。彼らは、自分が空想する幻の自分を作り出し、それで勝負しようとするのだ。あたかも、その空想の中の自分が、現実の自分であるかのように錯覚することで。

当然、空想と現実とのギャップが生じてしまう。それを彼らは演技や嘘で穴埋めするのだ。そのため、虚言も演技性パーソナリティ障害でよく見られるものである。それは、他者を魅了するために必要な小道具のようなものだ。自分の嘘に酔って、半ば信じてしまうのもこのタイプの特徴だ。虚言の内容は、相手に心理的なインパクトを与えるものでなければならない。演技性パーソナリティ障害の虚言は、相手を騙すというよりも、虚言が引き起こす相手の反応に、本人は酔いしれるのである。例えば、重病を装ったり、犯罪の被害に遭ったといったり、後でばれるような嘘もついてしまう。相手はひどく心配したり、動揺する。それが、当人にはたまらないのだ。学歴を詐称したり、名家の出であるといったり、ステータスに関する嘘も好まれる。演技性パーソナリティ障害の人は、体裁や外見、ステータスといった外身の部分を、とても重要視するのである。

演技性パーソナリティ障害の人は、絶えず他者を魅了するが、ことに異性を魅了することに熱心である。それは、魅了するために魅了するだけであり、愛することとはほとんど無関係な行為である。相手をうっとりさせ、心を射止め、素敵な一晩を過ごせば、それでショーは完結するのだ。演技性パーソナリティの人は、頭の先から足の先まで、性的な存在である。常に誘惑し、魅了し続けることによって、自分の価値を証明しなければならない。最高のセックス・パートナーだが、最高の配偶者かは疑問である。家庭生活など、演技性パーソナリティ障害の人にとって、寒気がするだけの代物である。ステージの上で生活することなどできないように、ステージが終わったのに、いつまでもお客と付き合わされているようなもので、興ざめなだけなのである。

何かの弾みで結婚することもあるが、やがて自分の間違いに気づく。このタイプの人は、次々と新しい観客を、魅了する必要があるのだ。それを禁じられると、すっかり元気がなくなってしまうのである。性的に誘惑するわけにはいかない同性の友人との関係は、とかく表面的なものとなりがちである。

## マーロン・ブランドと「うつ」

人は、なぜ演技性パーソナリティ障害になるのか。それは、彼が幼い頃から、自分ではなく、他人を演じる必要があったからだ。

舞台俳優として出発し、ハリウッド・スターとして世界的に有名なマーロン・ブランドは、『欲望という名の電車』で一躍大成功を収めたとき、二十三歳だった。その頃から、彼はうつ病に悩まされるようになる。ブランドは、途方もない成功の渦中にあっても、「自分が無価値な人間である」という確信を変えられなかった。

毎晩、舞台が終われば、七、八人の女性が彼を待っていて、彼はその中のお好みの女性と、夜を楽しむことができた。彼の発言は、社会時評として雑誌や新聞に載り、誰もが彼に注目した。途方もない収入と社会的な名声。

だが、彼は心に空虚を抱き続けていたのである。

彼はフロイト派の精神分析医の治療を数年間受けるが、「何の助けにもならなかった」と彼自身回想している。彼の「うつ」が何に由来するのか、その原因を突き止めたのは、彼自身だった。ただし、ブランドが、そのことに気づいたのは、四十代になってからだと述べている。

彼の「うつ」の原因は、母親との関係にあった。

彼の母親はアルコール依存症であり、不安定な女性だった。母親は子供には冷淡で、幼いブランドの印象に残っている最初の記憶ともいえるものは、ジンを飲んだ母親の息が発する甘い匂いだった。後年、ブランドは、それと同じ匂いのする女性に対して、激しい性的興奮を覚えたと述べている。このタイプの人一流の受けを狙った言葉だと、割り引いて考える必要はあるが、母親や父親への性的な関心が昇華されていないのは、演技性パーソナリティによく見られる特徴である。

物心ついた頃の彼は、飲酒する母親に対して嫌悪を覚えていた。子育てにもう飽き飽きしていた母親は、彼には無関心だった。

学校時代の彼は、反抗的で、軍の幼年学校も規則違反のため退学となっている。彼は心のうちに、空虚感とともに激しい怒りを抱えていたのである。その点では、彼は境界性パーソナリティ障害的な傾向を有していたといえる。演技性パーソナリティ障害と境界性パーソナリティ障害、自己愛性パーソナリティ障害は親戚のようなもので、しばしば合併するのである。

この怒りも「うつ」も、その根元をたどれば、母親から無条件の愛を、十分に注がれなかったことに由来している。

演技性パーソナリティ障害の人は、意外に「うつ」になりやすい。その根本には、境界性パーソナリティ障害などと同様、満たされることのない愛情飢餓がある。多くの場合は、母親との関係に問題を抱えている。

このタイプの人には、母親と顔を合わすたびに、あるいは、母親と別れた後で、強い「うつ」に見舞われるということがよく見られる。

ブランドも、彼の最初の「うつ」が、母親がニューヨークを去ったときから始まったことに気づいた。つまり、彼の成功した舞台は、母親という重要な観客を失ったのである。彼の舞台での成功も、究極的には、母親という一人の観客のためになされたことなのだ。母親が去ることは、彼の舞台が意味を失うことだった。

ブランド自身、自分の模倣する才能についてこう語っている。

「幼少期に誰にも愛されず、受け入れられないと、人は自分を他の人たちのようにしようとする。そのような子供は、おおむね周辺の人の顔を手本にする。人を観察することを学び、その話し方や考え方を探ろうとし、自己防衛のために、人々の表情や振る舞いを真似る。なぜなら人は、他人の行為に自分自身の影を求めるからだ。そこで俳優になった私の内側には、人の感

情に訴える演技力がすでに備わっていた」（『母が教えてくれた歌』第三章）

## チャップリンの子供時代

希代の喜劇俳優チャールズ・チャップリンの才能の成立と、彼の波乱に満ちた人生を考えるときも、不安定な母親の愛情が、幼い子供に与える影響の大きさを考えずにはいられない。

チャールズ・チャップリンの自伝は、彼が十二歳だったときの、ある日曜日の光景から始まる。その日、チャップリン少年がケンニントン・ロードの華やかな人通りを、いつものように見物してから、裏通りにある、貧しい屋根裏部屋の我が家に戻ってくると、沈み込んだ母親が物思いに耽っていた。いつもは奇麗好きの母親が、掃除をしていなかったので、部屋は散らかって余計陰気臭かった。母親は、帰ってきた息子を追い払うように、家には食べ物もないので、知り合いのところに行くようにいう。だが、チャップリン少年は、母の

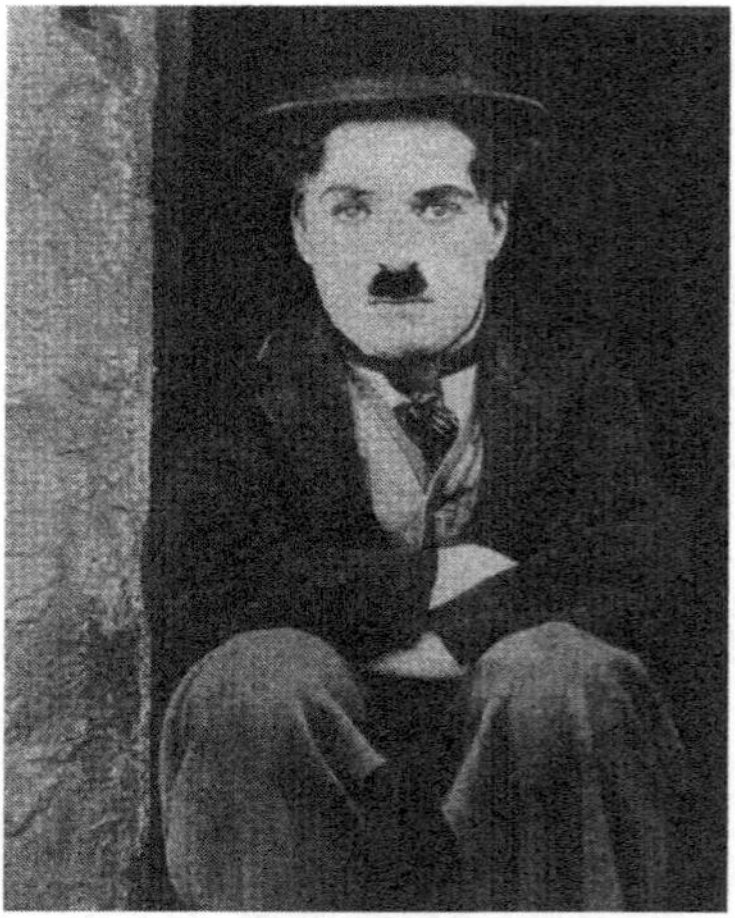

チャールズ・チャップリン（©AFP＝時事）

そばをなかなか離れようとしなかった。なぜ、行かないのかと訊ねる母親に、少年は涙ぐみながら答える。

「だって、母さんと一緒にいたいからさ」

その日の場面が、チャップリン少年の記憶に鮮明に焼きついたのには、理由があった。それが、彼が最後に見た、正気の母親の姿だったのだ。

数日後、明らかに精神に異常をきたした母親は、入院することを余儀なくされる。その後、短い回復はあったが、母親は、彼の愛した元通りの母親に戻ることはなかったのである。

チャップリンの母親は、花形の女優だった。長男シドニィ、四歳離れて次男のチャールズが生まれた。チャップリンを生んでからも、彼女は舞台の仕事を続けていた。母親が仕事に出かけている間、二人の兄弟の面倒は家政婦が見ていた。

父親も俳優だったが、大酒飲みで、素面のときには瞑想的で大人しい人柄が、酒が入るとがらりと豹変した。チャップリンが生まれて一年後、両親が離婚したのも、父親の飲酒癖が原因だった。チャップリンの人生がようやく始まった時期、両親の愛情はすでに壊れかけていたのだ。

離婚した当時、母親には女優としての収入が相当あり、暮らしに困ることもなかった。だが、新たな不幸が襲う。母親の声が出なくなったのである。母親は、不安と失意から次第に神経衰弱を病むようになる。

五歳のとき、突然訪れたチャップリンの初舞台は、声が出なくなって、観客の野次に泣きながら舞台をおりてきた母親の身代わりに、監督に手を引かれて、否も応もなく舞台に連れ出されたというものだった。舞台に一人取り残された幼いチャーリーは、聞き覚えた歌を歌い、物真似までやってのけたのだが、出し物の一つは、声の出ない母親がしゃがれ声で歌う歌を巧みに真似たものだった。爆笑の渦が巻き起こり、舞台には小銭の雨が降り注いだ。大成功だった。最後には、先ほどは野次に追い払われた母親まで、歓呼の声で迎えられた。

だが、それが、チャールズ・チャップリンの初舞台であると同時に、母親の女優としての最後の舞台となった。針仕事をして二人の息子を養うしかなかった彼女は、偏頭痛に悩まされ、満足に仕事もできなくなる。一家をどん底の貧窮が浸す。それからは、貧民院との往復の生活だった。母親の精神は次第に蝕まれていく。母親が最初に精神病院に入院したのは、チャーリーが七歳のときだった。残された兄弟は、別れた父親に引き取られた。その後、一度は回復した母親と再び暮らし始めるが、以来、チャーリーは、母親が次第に彼の世界と正気から遠ざかっていく姿に、心のどこかで怯えながら暮らすことになる。

困難は続く。わずかながら扶養費を援助していた父も、酒に身を持ち崩して職を失い、やがて死の床につく。父親が亡くなったとき、喪章を腕に巻いた幼いチャーリーは、早熟な演技の才能を、舞台とは違った形で示すことになる。

彼は市場で仕入れた水仙を、小さな束に分け、憐れを催す格好をして、酒場に繰り出すと、「水仙はいかが」と売り歩いた。腕の喪章に目を留めて、客が「誰が亡くなったの？」と訊ねたら、もう商談は成立したも同然だった。花を買ってもらえた上に、チップまでもらえたのだ。チャップリンの映画のワンシーンを髣髴《ほうふつ》とさせる、そんなエピソードは、彼が観客自身の抱える自己愛の傷を、巧みに刺激し、心を動かす術を、幼い日にすでに身につけていたことを示している。だが、それは悲しく過酷な生い立ちに育まれたものでもあった。

チャップリンの生涯は、子供時代に受けた深い傷を、才能と幸運によって、みごとに乗り越えた稀有の例といえる。幼子が必死に演じるような、彼の抱える根源的な悲しみが、観客の心を深い部分で揺さぶらずにはいられないのだろう。

## ココ・シャネルと虚言

演技性パーソナリティ障害の人のすべてではないが、しばしば見られるのは虚言癖である。彼らは、本当のような嘘をつく。だが、反社会性パーソナリティ障害の者がつく嘘とは、その性質は異なっている。反社会性パーソナリティ障害の者がつく嘘は、相手を騙し、利用するための嘘である。そこから、彼らは不当な利益を得ようとするのだ。

だが、演技性パーソナリティ障害の者がつく嘘は、利益のためではない。周囲の者をあっと驚かせ、注目、関心を得るためである。あるいは、夢に描いたヒーロー、ヒロインに自らを同一化させ、主人公気分を味わうためだ。

賞賛、関心を求めるという点では、ナルシシストと非常に似ているし、演技性パーソナリティ障害とナルシシストが同居することも多い。

先に挙げたココ・シャネルの場合も、そうしたケースだといえる。ココ・シャネルは、彼女の生み出したすばらしいファッションとともに、虚言を巧みに操ったことでも知られている。

前章で書いた憐れな少女ココの美しい物語だが、実は、あの神話ともなった話の枢要な部分にも虚構が混じっているのである。

彼女は六歳のときには、天涯孤独であったかのように語っているが、実際、母親が亡くなったのは十二歳のときであったことが、その後明らかになっている。また、預けられた伯母たちに、意地悪な仕打ちを受けたことが執拗なまでに述べられ、同情をそそるのであるが、母親の死後、姉と一緒に預けられたのは伯母のうちではなく、修道院の孤児院だった。

多くの評伝が示しているように、ココ・シャネルはとても虚栄心が強く、多くの虚言のエピソードが残っている人でもあった。それは、彼女の貧しい出自と高すぎるプライドの釣り合いをとるために、必要なものだったのかもしれない。だが、それは、彼女の人を惹きつけ、魅了する能力とも分かち難く結びついていたと思われる。

主人公を演じる才能は、他人の気持ちを捉える能力でもある。それは、新たな様式やスタイルを生み出す上において、重要なのである。すぐれたアーティストや作家は、演技性的な能力を持っている。でなければ、存在しないものを生み出すことなどできない。演技性のパワーは、現実でないものを、ありありと感じ、表現する能力でもあるのだ。それは、嘘をつく能力と、奥深いところで結びついている。

ただし、その嘘をつく能力が昇華されずに利己的に用いられると、とても困ったことにもなる。

このタイプのパーソナリティ障害を持つ者は、自分に対する愛情や関心を得るためなら手段を選ばない。狂言自殺がしばしば起こるのは、このタイプである。時には、全く無関係な第三者を巻き添えにすることさえある。

強制わいせつやレイプされたと事実無根の訴えをし、寝耳に水の第三者を犯人に仕立て上げても、全く良心が痛まない。

秋田で起きたある事件では、全く無関係な第三者であったのにもかかわらず、強制わいせつの罪で訴えられた男性は、問題の女性の嘘によって、社会的信用も、半生かけて築き上げた会社も失ってしまった。被害を受けたと訴えた四十代の女性は、新婚の夫の関心を引くために嘘をついたのだった。女性は嘘がばれた後も、けろりとして語った。

「今は、夫に愛されていて幸せです」と。

このタイプの人は、嘘をいっているうちに、自分でも本当にそれを信じ込んでしまうようなところがあるが、それは、このタイプの人が持つ被暗示性の高さと関係があるだろう。

## 映像メディアの時代には大活躍

演技性パーソナリティは、優れた表現力や人を惹きつけ、感動させる力を持っている。どうすれば人の心が摑めるかを、体で知っているのだ。このタイプの能力は、映像メディアの時代には、非常に重要なポジションを占めることになる。

映像メディアにおいては、言語的なメッセージ以上に、非言語的なメッセージが重要になる。声の調子や表情、身振り、かもし出す雰囲気といったものが、言葉以上に聴衆を捉えるのである。演技性パーソナリティの人は、まさに非言語的な伝達の達人である。タレントや俳優としてだけでなく、学者や政治家も、メディアの時代に成功するためには、演技性パーソナリティの要素を持つことが強みになる。人気が政治力を左右する時代には、大衆の心を摑めるか否かが、政治的信条や手腕よりも、政治生命を決めるのである。

しかし、そこには必ず落とし穴がある。演技性パーソナリティの持つ長所の裏には、短所もある。見栄えがして、パフォーマンスに優れる人気者を選ぶということは、演技性パーソナリティが抱える他の欠点、例えば、嘘が上手ということも選んでいるということを忘れてはならない。

大衆が、こうしたことをよく認識することは、大衆自身がより賢明になり、民主主義を新たな段階に発展させることにつながるだろう。

演技性パーソナリティ障害は、全人口の二～三％に認められるとされるが、パフォーマンスや外見に価値をおく社会では、一層隆盛するだろう。

## 根底にあるものは何か

本来、子供にとって、父親、母親、あるいはその両者の関係というのは、余り性的なニュアンスを伴わないものである。ところが、何かの事情で、父親や母親が、親である以上に、男であり女であるという事実が露出するような状況があると、子供は演技性パーソナリティ障害になりやすいように思う。

もっともありふれた事情は、父親や母親の不倫や異性問題であろう。母親が父親の愛情を得るのに一生懸命な姿を見せたりする状況は、子供を性的誘惑者にしてしまう危険を生むだろう。

ある女性は、面接を始めて五分も経たないうちに、父親が彼女にどんなふうな性的虐待を加えたかを、こと細かに描写し始めた。その様子に、余り悲痛さは感じられず、むしろ嬉々として語っているように思えた。その後、さまざまな過程を経て、彼女は、その告白がすべてデタラメであったことを認めた。

彼女の父親は、母親以外の女性と不倫関係になった挙げ句、母親と離婚して、家を出ていた。父親を取り戻したいという無意識の思いが、こうした虚言となったものと理解できる。

**接し方のコツ**

## 仮面を無理に剝ぐな

演技性パーソナリティ障害の場合、二つの接し方の路線があるだろう。

彼の、あるいは彼女の演じる仮面、嘘を観客として賞賛し、当人の期待する反応を示す路線と、当人の仮面や嘘に、嫌気が差して、その人を遠ざける路線である。仮面や嘘の欺瞞性、虚偽性を暴こうとすれば、たちまちその人とは絶交状態になり、あなたは、最悪の人間として、悪評を振りまかれるだろう。その人の言葉を真に受けてしまう人も多いので、あなたは、たちまちひどい人にされたりする。パーソナリティ障害の者を敵に回すと、常識的な人間のほうが負けてしまうのである。

したがって、本人との関係を維持するためには、その演技や嘘に気づいても、それを面と向かって指摘しないのが原則だ。

しかし、本人ともう一歩踏み込んだ関係を築いたり、今後のあなたとの関係を真実なものにするためには、次の点に注意して振舞ってほしい。

嘘や演技的な態度によって、当人の望むままに振り回されないことである。あなたが、その人の庇護者として行動を起こしたりすれば、とんでもないことになるばかりか、その人の病的傾向を強化してしまう。

例えば、よくあることだが、このタイプの人は被害者を演じることがある。友達からひどいことをいわれたくらいは序の口で、わいせつ行為をされたとか、暴力を振るわれた、大金を盗られたという訴えをすることもある。

これを真に受けて、相手のところに怒鳴り込んだりすると、困ったことが起きる。だが時には、秋田のケースのように、警察さえ騙されて無実の市民が極悪人に仕立て上げられるということも起こってくる。

嘘や演技的な態度により、当人に、メリットや満足ばかり与えられることがないように、注意深く配慮しなければならない。それには、まずその性質を知っておくことが出発点で、こうした可能性を念頭に起き、冷静に対処することだ。その場合も、本人を咎めるのではなく、行動の裏にある意味のほうに注意を向け、それをもっと健全な形で満たすようにすることである。たいていは、愛情と関心を求める行為であるから、その点を汲むように心掛けて、根気よく接していけば、その人も次第に変わっていくだろう。嘘の部分でつながらずに、その背後にある寂しさに目を注ぐことである。

他の部分で、必要な関心が払われ、その人の気持ちが汲み取られるようになると、嘘も影を潜めることが多い。

## 身体化症状とどう付き合うか

演技性パーソナリティ障害の人に援助する場合、しばしば問題になるのは、パニック障害やさまざまな心因性の身体症状にどう対処するかという問題である。演技性パーソナリティ障害では、その性質上、身体表現症状が高頻度に出現しやすい。

頭痛やめまい、体の痺れ、腹痛といったものから、痙攣を起こしたり、意識を失ったり、歩けなくなったりといった症状にびっくりして、検査をするが、特に異常はないという、身体表現性障害（かつてヒステリーと呼ばれた）が合併しやすいのだ。

周囲は、こうした身体症状に振り回され、いいたいことも抑えて生活するようになる。腹の中では、すぐに病気のせいにしてと、苦々しく思いながらも、そのことをいうと余計症状がひどくなるので、黙っているということが多い。

身体化症状には、二段階の対処が実際的だろう。

最初の段階としては、こうした症状化は、休息や愛情を求めるサインなので、とりあえず休息させることである。気持ちの問題で病気ではないと、頭から否定することは禁物である。その場合、大事なのは、甘やかしたり気ままにさせるのではなく、「具合が悪くて休んでいる」というタテマエを守らせ、一日中寝床で何もさせないとか、行動の制限をきちんと求めることである。こうした対処で、身体化は自然に影を潜めることが多い。

万が一、こうした症状が繰り返される場合、援助者が振り回されず、自分でできるだけ対処させるようにすることが、悪循環を断ち切る上で大事だ。例えば、過呼吸発作であれば、自分で紙袋呼吸をすることにし、周囲はやきもきしない。最初は、本人も不安に圧倒されて大騒ぎをしやすいが、自分で対処を覚えると、その自信が、回復のきっかけになる。仕事や学校を休むのであればその手続きも自分でさせるようにしたほうがいい。自分で始末をつけられるようになることが、回復のスタートになる。

それと同時に、身体化症状とは、別の部分で関わりを持ち、本人の関心への欲求を満たすことである。症状が出たときは、そうした関わりはお預けにすると効果的である。

## 克服のポイント

### 自分自身と対話する時間

演技性パーソナリティ障害の人の特徴は、外面的なことや、他者の気持ちのほうにばかり関心が注がれ、自身の内面や気持ちがおろそかにされがちだということである。演技性パーソナリティ障害の人は、つい周囲の気持ちに合わせて反応したり、振舞ってしまう。皆を楽しませ、皆に愛されることで、自分を保とうとするのだ。それが、うまくできないと、とても不安になったり、落ち込んでしまう。

そういう生活を、子供の頃からずっと続けているため、自分の本当の気持ちというものを、ほとんど省みなくなっている。自分の気持ちに向かい合おうとすると、空虚な気持ちや寂しさに襲われそうで、ついもっと楽しくて刺激的な、人との関係や外面的なことに注意を逸らしてしまうのだ。

だが、そうした生活は、余計心の中を希薄にしてしまう。

演技性パーソナリティ障害を、克服するよい方法は、自分と向かい合う時間を積極的に持つ練習をすることだ。一人だと気分が沈みがちになるかもしれないが、それは、自分と向かい合えている証拠なのだ。自分自身と対話する時間を持ち、内省的な習慣をつけることで、自分の人格がどんどん形骸化してしまうことを防げる。

日記をつけたり、読書をしたり、植物や小動物の世話をするのもよいだろう。ポイントは、一人で自分のために過ごす時間を持つことだ。そうした時間を、楽しむことができるようになれば、精神的なバランスはかなり回復しているといえるだろう。

外からの刺激ではない、自分自身の中に湧いてくる刺激を大切にしよう。

## 石の上にも三年

前の項目にも書いたように、演技性パーソナリティ障害の人は、新しい刺激を外に次々と求めてしまいがちだ。遊園地で遊ぶように、対人関係や仕事においても、新しい刺激や興奮を求めてしまう。楽しくないと、悲しくなってしまったり、つまらなくなってしまうという中間のない気分の動きが、演技性パーソナリティ障害の人にもよく見られる。そこで、そんな落ち込みや空虚を避けるために、必死にハラハラドキドキを求めてしまう。

でも、真新しい刺激や興奮がなくても、人は幸せになれるのだ。何も起こらない平凡な時間を、大切にするように心掛けることが、心の感受性を高め、喜びを味わう力をつけるのだ。身近なものを大切にし、ささやかな習慣を、長続きさせるように心掛けよう。特別なことをするのではなく、ありふれたことを続けることが、このタイプの人にもっとも不足している力を育んでくれる。
ありふれたことに楽しみを見出せるためには、仕事であれ、人であれ、中身のあるものと長くつながることがポイントになるだろう。

## 中身のあるパートナーを選べ

演技性パーソナリティの人は、概して波乱に富んだ恋愛遍歴を重ねる。それは、ある意味で、このタイプの人の本性のようなものなのかもしれない。そうすることで、自分を保っているのである。逆に、このタイプの人が、落ち着いて子育てに専念したり、マイホーム・パパを演じ始めると、後で、反動が来ることがある。このタイプの人は、家庭というカゴに無理やり自分を閉じ込めてしまうと、うつ状態になってしまうこともある。いわゆる、カゴの鳥症候群だ。ある程度、ヒヤヒヤするような刺激がないと、光の当たらない花のように、萎れてしまうのだ。他人の視線があって初めて、この人は輝くのである。

しかし、どこまでも、恋愛遍歴を重ね、遊牧民のような暮らしを続けることは、他の多くの点でマイナスである。安らげる家庭にはならないだろうし、若い頃ならともかく、実を結ばないといけない時期に、まだ種を蒔いているというのでは、何事も中途半端に終わる恐れがある。アリとキリギリスの喩えでいうと、キリギリス的な人生になりかねない。やがては冬がやってくるのだ。心身ともに疲れて、仕事も落ち目になり、老後の蓄えをする暇もなく、晩年は悲惨ということになりかねない。

演技性パーソナリティの人が、最後に幸せをつかめるかどうかは、めぐり合えるパートナーにかかっているように思う。

その意味で、チャップリンの後半生は、とても幸運なものであった。チャップリンが数え切れない恋愛遍歴の後に、四番目の妻となる十七歳のウーナ・オニールに出会ったとき、チャップリンは五十歳を過ぎていた。ウーナは、有名な劇作家ユージン・オニールと離婚した妻との間にできた娘だった。

ウーナは、チャップリンとの間に三十四年間にわたる結婚生活を送り、八人の子供を生み育てた。ウーナとチャップリンの生活がすばらしい成功を収めたのは、互いに求めるものが、完全に一致していたということがあるだろう。ウーナは明らかに、偉大な父親に代わる存在を、チャップリンに見出していた。一方、チャップリンは、初恋の相手であるヘンリエッタ・ケリーという十五歳の娘に失恋して以来、あどけないといってもいい娘に執心し続けていた。

しかし、そうしたことだけでは、現実の生活の中で、失望を味わうのは必然だった。それまでの相手は、ただ世間知らずの美少女というだけで、教養や内面的な深みというものを持ち合わせていなかったからである。しかし、ウーナは違っていた。内気なところもあったウーナは、美貌だけでなく、豊かな内面性や鋭い批判眼を兼ね備えていた。チャップリンの最高の観客であり、インスピレーションの源泉となり続けることができたのである。

ちなみに、ここで取り上げたマーロン・ブランドは、三度結婚したが三度離婚した。老齢に入ってから長男が殺人事件を起こし、次女が自殺するという不幸が続いている。ココ・シャネルの晩年は、孤独であった。彼女が亡くなったのは、彼女がパリに出てきたとき、金持ちの御曹司に囲われていたという、同じホテル・リッツだった。

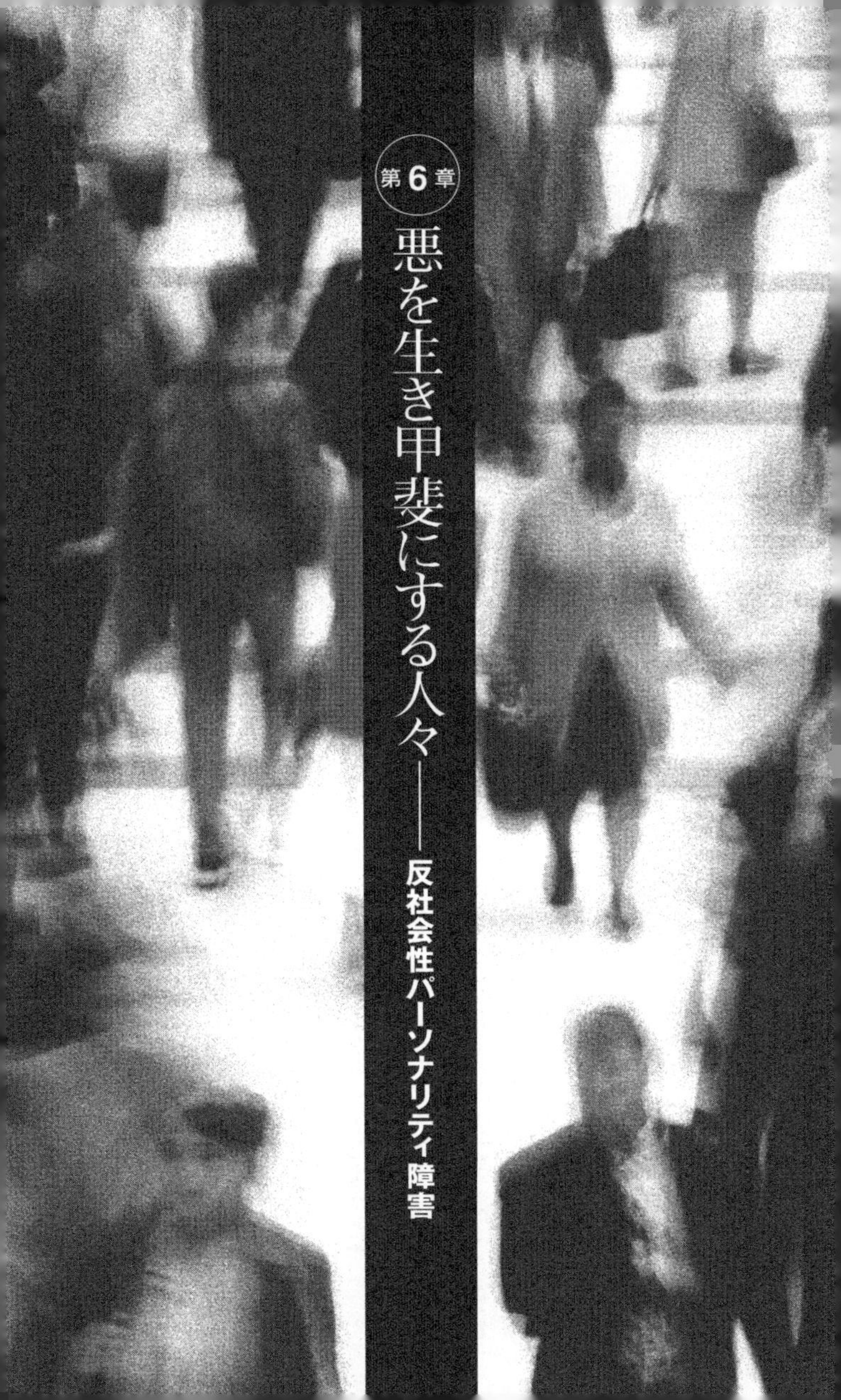

第6章

# 悪を生き甲斐にする人々——反社会性パーソナリティ障害

特徴と背景

## 他人を冷酷に貪る

反社会性パーソナリティ障害の特徴は、他者に対する冷酷な搾取である。反社会性パーソナリティ障害の人は、他人への共感性を捨てるという選択によって、平気で他人を害したり、貪ることができる。他人は裏切るものという認識は、後の章で出てくる妄想性パーソナリティ障害の人にも見られる。妄想性パーソナリティ障害の人は、信じられないながら、信じようとする葛藤があり、それが、彼らを執着行動に駆り立てるのだが、反社会性パーソナリティ障害では、もはや「信じる」という言葉は、彼らの辞書から消されてしまったかのようだ。

たとえ相手が裏切っても、決して傷つくことがないように、彼らは最初から人を信じない。裏切られるよりも先に裏切り、自分を信じている相手であれ、金のために平気で売り飛ばす。平然とそうすることができる自分に、彼らは強さを感じ、満足する。

他者を害することを躊躇したり、情けをかけることは、格好が悪いことである。心など、子供のうちに捨て去ったのだから。

こうした人物にとって、恋人も友人も、利用し、搾取する対象でしかない。恋人に売春をさせたり、風俗で稼がせている間、自分はギャンブルをしたり、他の女を引っ張り込んだりとい

### 反社会性パーソナリティ障害

A.　他人の権利を無視し侵害する広範な様式で、15歳以降起こっており、以下のうち3つ（またはそれ以上）によって示される。

(1)　法にかなう行動という点で社会的規範に適合しないこと。これは逮捕の原因になる行為を繰り返し行うことで示される。
(2)　人をだます傾向。これは繰り返し嘘をつくこと、偽名を使うこと、または自分の利益や快楽のために人をだますことによって示される。
(3)　衝動性または将来の計画を立てられないこと
(4)　いらだたしさおよび攻撃性。これは身体的な喧嘩または暴力を繰り返すことによって示される。
(5)　自分または他人の安全を考えない向こう見ずさ
(6)　一貫して無責任であること。これは仕事を安定して続けられない、または経済的な義務を果たさない、ということを繰り返すことによって示される。
(7)　良心の呵責の欠如。これは他人を傷つけたり、いじめたり、または他人のものを盗んだりしたことに無関心であったり、それを正当化したりすることによって示される。

B.　その人は少なくとも18歳である。

『DSM-IV-TR 精神疾患の分類と診断の手引 新訂版』（医学書院）より

うことは、彼らにとっては、ごく日常的な光景である。

彼らは純情で、カモになりやすい女性を見つけては、巧みに近づいていく。「女は金を取るための道具だ」と、はっきりいう者もいれば、口先では愛しているといいながら、行動を見れば、同じことをしている者もいる。だが、本質に違いはない。

彼らの価値観から見れば、結婚し、一人の女性を守り、子供を育てていくために、会社に縛られて、ぺこぺこ上司や顧客に頭を下げる人生など、愚の骨頂にしか思えないのだ。そうした日常的な市民の価値観とは、全く逆のところに棲んでいるのである。彼らは、結婚も愛も、本当には信じていない。仮にそうした行動を行なったとしても、それは一時の気まぐれか、相手を信用させ、利用するための行動にすぎない。

恋人であれ友人であれ、簡単に裏切ってしまうのは、いうまでもない。自分の利益に反したり、プライドを傷つけられたりすれば、昨日まで愛を囁いていた相手さえ、ボコボコに殴り、滅多刺しにできるのが、彼らなのである。彼らの日常も愛情も、極めて危ういバランスの上で成り立っている。

このタイプはやはり男性に多く、ある調査で示された有病率は、男性で約三%、女性で約一%であった。

## タブーなき人々

反社会性パーソナリティ障害の人のもう一つ重要な特徴は、社会的な規範や通念を軽視したり、時には敵視することである。法律を無視することにある種の快感を覚え、そこに自分の強さや存在を実感する。アウトローな生き方に自分を同一化することに、プライドを感じている場合もあれば、それほど明確な社会への対抗意識は持たずに、ただ場当たり的な欲求満足のために、犯罪を犯したり、他人を不当に搾取する場合もある。

人間社会は、基本的なタブーを犯さないことを前提に、成り立っている。タブーとは、人間としてしてはならないことであり、社会に生きる者の最低限の掟である。

反社会性パーソナリティ障害の人は、そうしたタブーの観念が育っていないか、壊れてしまっている。タブーは、一度それを破ると、タブーとしての抑止力を失っていくのである。いったんタブーの外に出てしまったものは、また容易に、タブーを破ってしまう。そのことの怖さに気づいて、タブーの中に戻ってくる者も少なくない。

タブーの外は、まるで無重力空間にいるような怖さがある。タブーの外に暮らすことは、タブーが守ってくれないことをも意味する。そこを永住の地にすることは、そんなに楽なことではない。必ず、タブーを犯したしっぺ返しが来るのである。それは、外面的な安全や損得の問題だけではない。もっと根本的な魂の問題だ。人間としてのタブーの重みは、人間の魂を奥底から呪縛し、それに背いた者の心を冒し、蝕んでいくのである。

こんな話を、元刑務官の人から聞いたことがある。凶暴なことで知られていた、ある暴力団の組長が、命乞いをする男を射殺した。最初は、全く後悔の欠片もなく、相手の裏切りに原因があるのであり、自分の行動を正当化するばかりであった。だが、刑務所に収監された頃から、様子が変わってくる。毎晩のように、殺された男が夢枕に立ち、組長は激しく魘《うな》されるようになるのである。組長はみるみるやつれ、形相が変わり、とうとうある日、自ら命を絶ってしまったのである。

## 否定されてきた人生『復讐するは我にあり』

反社会性パーソナリティ障害の人は、その由来から大きく二つに分けられる。小学生の頃から、手のつけられないヤンチャ坊主で、すでに問題行動が頻発している場合と、子供の頃は問題なかったのに、青年期に入ってから、犯罪に走り出す場合である。

前者の場合は、落ち着きのない、がさがさした子供であるため、そのことが周囲から理解されずに、虐待やいじめを受けていることが多い。あるいは、親や教師からも、常に問題児扱いされて育っている。子供時代から抑えられ続けてきた、長い、不信の歴史を背負っている。心の中に激しい怒りを抱えており、それを、親に向けることができずに、やり場のない怒りを社会に投影しているのである。

彼らにとって、人生は、心に受けた傷の、終わることのない復讐であり、裏切りと、搾取、破壊を重ねていくのである。その根底には、長い年月にわたる不幸な体験によって築かれた、強い人間不信がある。

今村昌平監督の『復讐するは我にあり』は、佐木隆三の小説を映画化したものだが、まさにそういう人物を描いたものである。緒方拳演じる主人公の榎津は、九州、浜松、千葉を渡り歩きながら、詐欺、殺人の犯行を重ねていく。そして、自分を庇おうとする母娘までも手にかけ

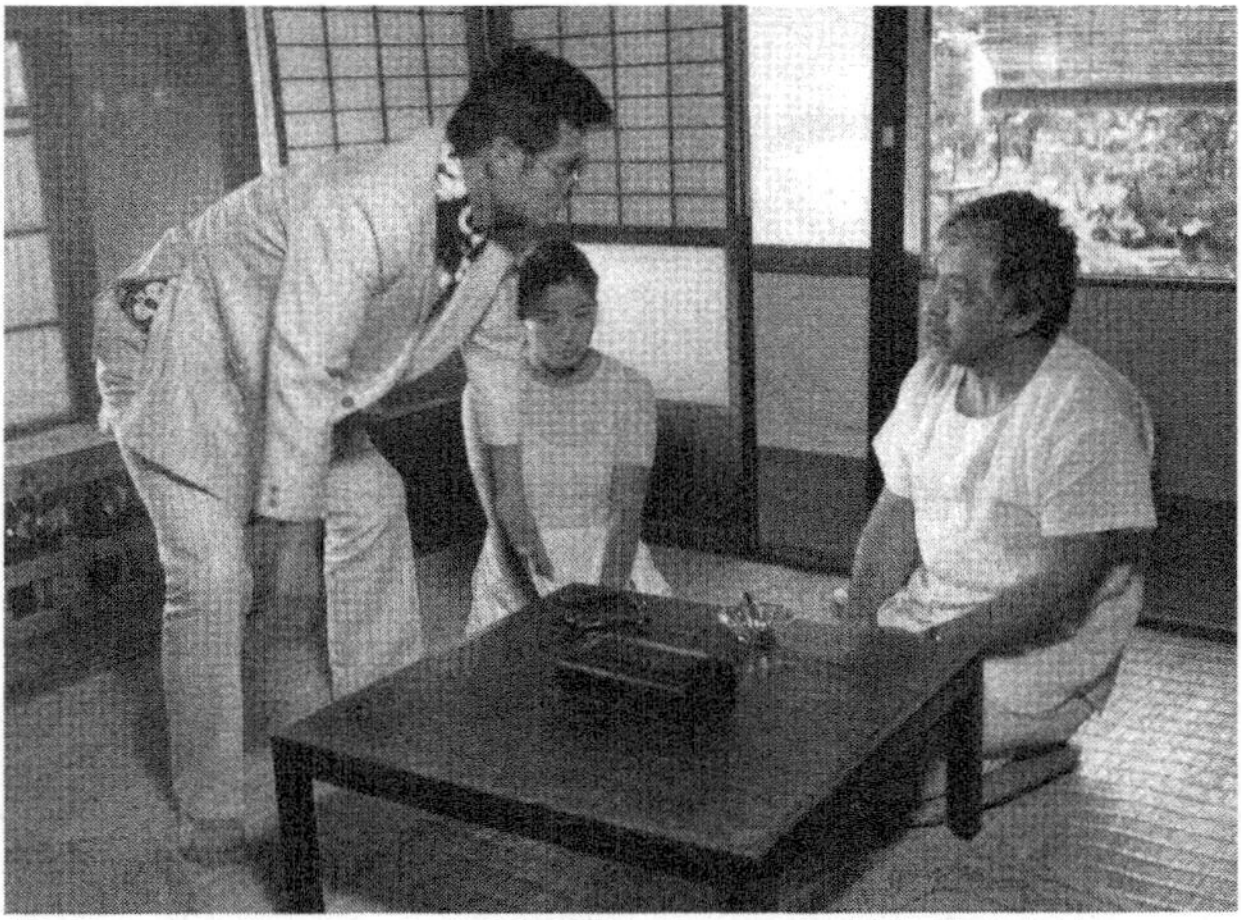

『復讐するは我にあり』今村昌平監督 1979年 松竹株式会社

ていくのだ。庇護者さえも信じることができない、救いようのない人間不信は、どこから由来するのか。作品では、彼の子供時代のある体験にその理由を探り当てようとしていた。榎津の父親は敬虔なクリスチャンで、戦争に反対していたが、網元であったため、船を供出するようにとの軍の圧力を受ける。軍人からの暴力に屈して、供出に応じた父親の姿を見て、榎津少年は深く傷つき、そのとき味わった失望と怒りが、彼を父親や神に背き続ける行動に駆り立てていったと見るのである。

コフート流にいえば、親の理想像《イマーゴ》が現実の親によって、強い失望を味わい、健全な超自我の形成に失敗したということになる。

父なる存在への失望と反抗というテーマは、ある意味で思春期に共通する課題であって、反社会的な人に限ったことではないのだが、反社会性パーソナリティ障害などの重いパーソナリティ障害では、それが思春期に決着を見ず、生涯引きずられる点に大きな不幸がある。父親への反抗の背後にあるのは、実は父親の愛情と承認を求める気持ちでもある。

死刑判決を受けた後、最後の面会で、榎津が父親に、「こんなことなら、お前を殺しておけばよかった」と語った言葉が印象に残る。でも、榎津は、大勢の無辜《むこ》の人を殺めても、父親を殺さなかったのだ。それは、何を語っているのだろう。

このケースの場合も、根本にある不幸は、軍に屈した父親への失望よりも、父親が本人の行動の背後にある気持ちを汲まずに、父親の偽善的エゴを押しつけたことにあるのだと思う。反抗的になる子供を無理やり神学校に預けたり、本人を拒否し、独善的な押しつけを続けたことが、息子を父親が望んだものと正反対なものにしてしまったのだ。

池田小学校の児童殺傷事件で死刑判決を受けた宅間守も、強い「復讐」心に囚われていたが、そのダイナミズムには、父親との関係を感じる。

犯行後、インタビューに応じた父親の言葉が報道されたが、他人事のように息子を責める発言に、あっ気に取られた方も少なくなかったはずだ。

こうした「復讐」型の犯罪の場合、しばしば次の章で述べる妄想性パーソナリティ障害が合併している。宅間の場合も、伝えられる事実から推測すると、極度に疑り深く、嫉妬深い妄想性パーソナリティ障害の存在が指摘できる。両者が同居して見られる場合、危険な他害行動に走りやすいといえる。

## 接し方のコツ

### 否定的な見方に敏感

反社会性パーソナリティ障害の人は、生まれてからずっと否定され続けた人生を歩んでいることが少なくない。だから、できるだけ否定的な対応を避けることが原則になる。不信を心に抱いて接したら、相手もこちらに不信を抱く。だから、あらゆる先入観をできるだけ排除して、ニュートラルに接することが基本である。

ただし、それが口でいうほど簡単ではないのは、反社会性パーソナリティ障害の人は、しばしばこちらの本心を見透かすように、あるいは試すように、挑発的な言動で、こちらを冷静でいられなくしたり、敵意を催させるような挙に出ることがあるためである。

反社会性パーソナリティ障害の人にとっては、通常の人がストレス状況と感じるような緊迫した状態が、むしろ快適に感じられるため、一種の気晴らしや、ムシャクシャした気持ちの発散に、相手かまわずこうした言動に出ることがある。それは、挑発でもあると同時に、テストでもある。そうすることで、相手の度量を推し量っているのだ。そこでプライドを傷つけられ、怒り出して、感情的な言葉を投げ返したりすれば、本人の手に乗ってしまったことになる。そうした挑発で簡単に過剰反応する者は、彼らの軽蔑の対象となる。もうキレてやがると鼻で笑われて、それ以上の関係は進まなくなってしまう。

挑発に対して、冷静さを維持することが第一関門となる。行動や言葉に反応するのではなく、その背後に目を届かせることが必要になる。

「何かあったのか?」の一言で、空気が変わることは多い。

「別に」「関係ない」という拒否的な言葉が返ってきても、めげずに、根気よくやり取りを続けていると、心がほぐれ出す。

挑発に乗らないことで、信頼関係は少しずつ築かれていく。それには、忍耐と受け止める度量が必要とされる。

## 受容体験と無常観

反社会性パーソナリティ障害の人が変わり始めるきっかけとしては、二つの契機があるように思う。一つは、誰かに自分を受け止められたり、認められるという体験を通して、人と信頼できるつながりが持てるようになるということである。責められると反発ばかりを深めるが、許されると自分の悪に初めて気づくということは、反社会性パーソナリティ障害の人にも、当てはまるのである。無論、そうした改心が、たやすく起こる訳ではない。許されても、得をしたと思うだけに終わることもあるだろう。

だが、人間は欲得だけで生きているようでも、実はそれだけでは生きられない生き物なのである。それは、人間が限りある命を生きる、死に向かう存在だからであり、その事実の前では、責任転嫁も強がりも通用しないのである。改心が起こるときというのは、一種の無常観が、その人の心の鎧を剝ぎ取ってしまうのだと思う。これがもう一つの契機である。

反社会性パーソナリティ障害の人が、反社会性の鎧を脱ぎ捨て、社会の枠組みの中に戻っていこうとするきっかけを見ていくと、こうした受容体験と無常観が鍵になっていることが多い。こうした体験によって、すぐに行動を変えるというより、次第に心の深くに浸透して時が満ちると、熟柿が落ちるように、彼は生き方を変えるのである。

無常観を味わう体験としては、身近な人の死が一番多いだろう。仲間や恋人、あるいは反抗していた父親や家族の死が、その人の他罰的な見方や恨みを、自分自身を振り返る眼差しに変えるのだ。そして、自分が犯してきた過ちを初めて悟るのである。無常観を得るためには、ある程度の精神的な成熟が必要なことはいうまでもない。多くは中年に差しかかって、その境地にたどり着くのである。

『女盗賊プーラン』で知られるプーラン・デヴィは、インドの低いカースト〈マッラ〉階級に生まれた。無学な父親が、ずる賢い伯父一家から、土地、財産を騙し取られたため、貧困と憎悪と人間不信の中で育った。彼女が幼いうちから学んだことは、警察も役人も金を持たない者の味方ではないということだった。プーランの前半生は、虐待と暴力の歴史だった。十一歳で、人身売買同然の結婚をさせられた彼女にとって、夫と名乗る男の性欲の捌け口にされることは、悪夢のような虐待に他ならなかった。夫の欲求に応じないと、殴打の雨が降り注がれた。

婚家から送り返されたプーランは、親からもお荷物扱いされ、次第に村にも居場所を失っていく。当然なことを主張しただけで、見せしめのレイプ、中傷がなされ、その挙げ句に、根も葉もない濡れ衣を着せられて警察に連行される。腐敗した警察は、取り調べと称して、彼女に恥知らずな行為に及ぶ。身も心もずたずたになって、やっと保釈されたプーランを待っていたのは、村人たちの冷たい白眼視だった。そして、運命の日がやってくる。プーランは、盗賊団によって誘拐されたのだ。

プーランにとって、それは自ら望んだことではなかったし、盗賊団の首領バブーは、プーランを今までの男どもと同じように物のように扱おうとした。だが、副首領ヴィクラムは、プーランを一人の人間として遇し、ついにプーランを守るために、バブーを倒して自らが首領となる。プーランも、ヴィクラムを愛するようになる。否定され続けてきた彼女の存在は、ヴィクラムという人物によって初めて、肯定され、受容されたのである。

だが、幸せな日々は長くは続かなかった。ヴィクラムは不意打ちに遭い、プーランの見ている前で凶弾に倒れる。プーランは復讐のために、自ら盗賊団を率いて、村を襲う。上位カーストの者を二十名以上も血祭りに上げたのである。躍起になって捕らえようとする警察の大包囲網を引っ掻き回して、民衆の喝采を浴びる。しかし、長い逃亡の末、配下を失ったプーランは投降する。

プーランの前半生は、怒りと復讐に駆り立てられたものだった。だが、十一年間の刑務所生活から解放されたとき、彼女は、復讐に生きることをもはややめていた。プーランは貧しい民衆の支持を受け、国会議員として、合法的に社会に尽くす選択をしたのである。

愛するヴィクラムの死や、相次ぐ仲間の死は、彼女の心に、直接的には復讐心を掻き立てる結果になったが、長い時間のうちに、それは別の感情に変わっていったようだ。プーランは獄中で仏教に帰依した。彼女の中には、無常観が芽生えていたように思える。復讐への囚われが、いかに無益であるかということを、彼女は、自らの悲しい体験と十年に余る拘束された生活の中で悟ったのだろう。

だが、運命はプーランに平穏な人生を許さなかった。二〇〇一年七月、衝撃的なニュースが世界を駆け巡った。プーランが、国会からの帰途、武装グループに襲撃され、その体に二十五発の弾丸を浴びて暗殺されたのだ。血と復讐の連鎖は、けっして彼女を解放してはくれなかったのである。

## 克服のポイント

### 武蔵という生き方

反社会性パーソナリティ障害の傾向を持った人は、危険な感覚を自分から求めてしまう。そうした危険を求める衝動を、社会化したルールの中で、いかに満たすかが、その人が反社会性という悪の誘惑を防ぐことができるかを左右する。反社会性パーソナリティ障害の人は、危険に対して不安を感じにくく、常にそうした興奮を求めずにはいられないということが、生理学的にも証拠立てられている。

そうした傾向を無理に抑えつけようとしても、うまくいかない。反社会性パーソナリティ障害の素質を持ちながら、社会で合法的な成功を収めるためには、命知らずで、危険を求める傾向を、うまく満たし、さらには活かすことだ。

あらゆるパーソナリティ障害は、重荷にもなれば、特性をうまく伸ばすことで、社会的に活用することもできるのである。

格闘技や武道、レーシングスポーツ、マリンスポーツ、スカイダイビング、ハンティングは、そうした衝動をかなり満たすことができるだろう。それを職業にできれば、それに越したことはないが、趣味であってもよいのだ。危険を伴うとび職や建設現場の仕事も、充実感をもたらす。パイロットや自衛隊員をめざすのも、そうした衝動を昇華する方法であろう。

宮本武蔵は、自分の中にある反社会的パーソナリティ的な要素を、剣の道に昇華した人だといえる。彼が剣の道を究めなければ、あるいは、悪の道に染まっていたかもしれない。彼の戦いは、極めて不利な状況に勝利を収めたものであったが、どれも、勝つためには手段を選ばない特徴を示してもいる。フェアプレーぎりぎりのところに、彼は活路を見出した。

だが、その宮本武蔵も、巌流島で佐々木小次郎を殺したことを、生涯後悔したという。小次郎の殺害には、政治的な陰謀など諸説があるが、巌流島の決闘以降、武蔵が決闘を極力避け、自身の兵法を、力の戦いではなく、心の鍛錬に重きを置くように変えていったことは疑いない。武蔵は、書や水墨画といった芸の道にも、境地を開いていった。単なる剣術使いではない生き方に目覚めたことが、武蔵をいっそう魅力的な存在に高めていると思う。

その人の中の危険な衝動性が克服されるにつれて、それは美を愛でる心や、弱者をいたわる心に変わっていくだろう。

## 我が子に同じ人生を望むだろうか？

反社会性パーソナリティ障害の人も、本当に愛する人にめぐり合ったときや、子供ができ、その育つ姿を目にしたとき、反社会的な生き方に疑問を抱くようになる。それは、人を愛することに目覚めた証拠でもある。自分自身が法を犯し、命の危険や流血を厭わない人生を選択したにしても、同じことを、愛する弱い存在にも求めようとは思わなくなるのだ。

あのアル・カポネでさえ、結婚して子供ができたときは、堅気で生きていこうと思ったことがあった。彼は会計事務所で働く有能な事務員となった。だが、その決意は、悪い友人からの誘いで、パーになったが。彼も、自分の人生の最後に何が待ち受けているかを知っていたら、悪魔の誘いを断っただろうか。だが、まだ若かった彼は、甘い誘惑に抗しきれず、アルカトラズ島の独房で朽ち果てることになった。

一流の格闘家たちも、自分の子には同じ仕事をさせたくないと答える人が少なくない。その道を究めれば究めるほど、そこに潜む危険や怖さをも知っていくようだ。そして、我が子には、同じ苦しさや危険な思いをさせたくないと思うようになるのだろう。それは、ある意味で、そうした人々が、他者への愛に目覚めることによって、自分の抱えている危険なものへの衝動を、卒業したからともいえる。

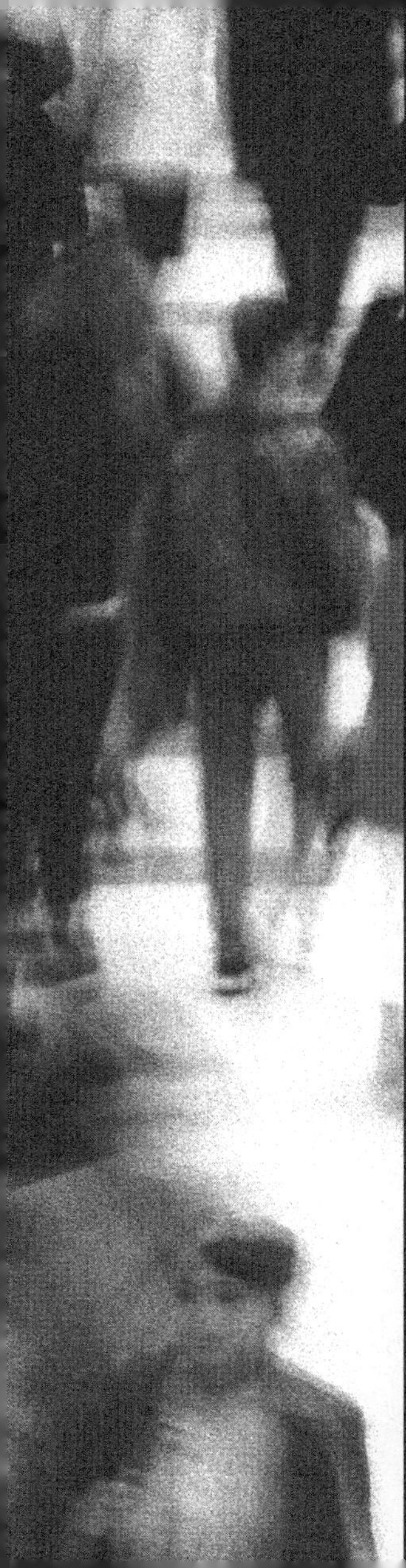

# 第7章 信じられない人々――妄想性パーソナリティ障害

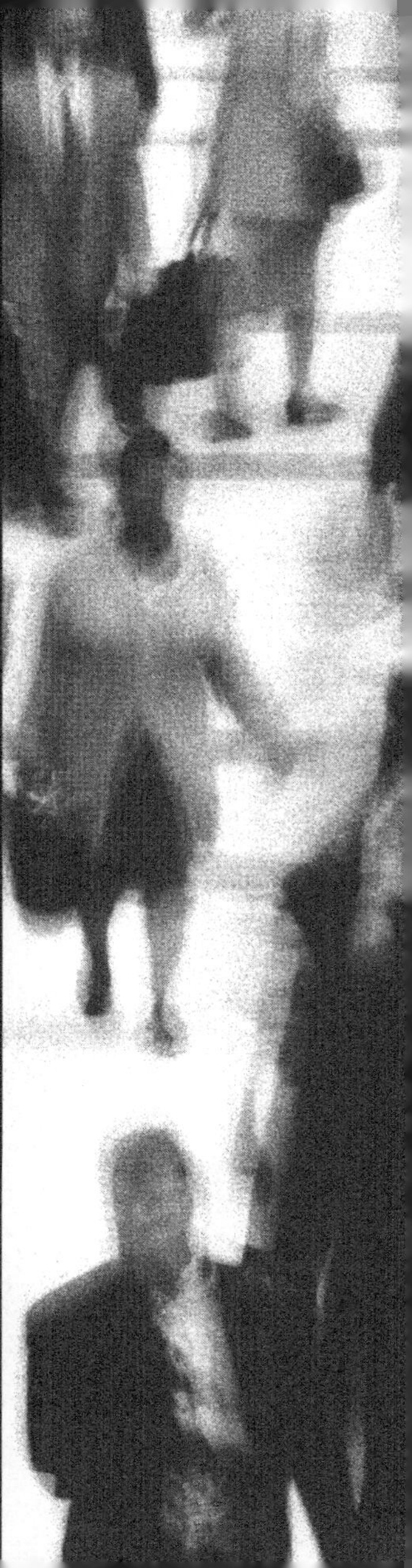

特徴と背景

## 裏切りを恐れる

妄想性パーソナリティ障害の人は、人を心から信じることができない。このタイプの人は、親密な関係において、常に裏切られるのではないかという思いに駆られるため、適度な距離を置いて親しさを楽しむということができない。親しくなることは、彼にとっては、疑いと苦しみの始まりでもある。彼は親しい者を監視したいという衝動を覚えたり、常に親しい者の行動を把握しようとする。相手が困惑したり、関係から撤退しようとすると、彼の猜疑心は一気に燃え盛る。

妄想性パーソナリティ障害は、配偶者に対しても激しい猜疑心を向ける。いつかパートナーが裏切るに違いないという確信を持っていて、根拠の薄い思い込みによって、不当な疑いを抱き続ける。詰問したり、その証拠を見つけようと躍起になる。配偶者が他の異性と少しでも親しくするだけで、疑惑と嫉妬の炎を燃やす。絶えず相手の所在や何をしているかを確かめないと落ち着かない。配偶者が外出したり、同性の友人と会うことさえ嫌う。激しい家庭内暴力の原因となることも多い。時には、妻を他の男性と接触しないように家の中に閉じ込めたりすることもある。アルコール依存症が加わったりすると、この傾向は、一層激しくなることがある。

## 妄想性パーソナリティ障害

他人の動機を悪意のあるものと解釈するといった、広範な不信と疑い深さが成人期早期までに始まり、種々の状況で明らかになる。以下のうち4つ（またはそれ以上）によって示される。

(1) 十分な根拠もないのに、他人が自分を利用する、危害を加える、またはだますという疑いをもつ。
(2) 友人または仲間の誠実さや信頼を不当に疑い、それに心を奪われている。
(3) 情報が自分に不利に用いられるという根拠のない恐れのために、他人に秘密を打ち明けたがらない。
(4) 悪意のない言葉や出来事の中に、自分をけなす、または脅す意味が隠されていると読む。
(5) 恨みをいだき続ける。つまり、侮辱されたこと、傷つけられたこと、または軽蔑されたことを許さない。
(6) 自分の性格または評判に対して他人にはわからないような攻撃を感じ取り、すぐに怒って反応する、または逆襲する。
(7) 配偶者または性的伴侶の貞節に対して、繰り返し道理に合わない疑念をもつ。

『DSM-Ⅳ-TR 精神疾患の分類と診断の手引 新訂版』（医学書院）より

飲酒者に多いインポテンツが、妻への嫉妬心をさらに激しくするのだ。

愛情と憎しみが極めて薄い壁で隔てられ、表裏一体になっているのも、妄想性パーソナリティ障害の特徴だ。人は信じられなくなると、オセローや『千夜一夜物語』に出てくるペルシャのスルタンのように、身近なものを害し、殺し始める。こうした習性は、今も昔も変わっていない。痴情がもつれて、殺人事件に至るような場合、このタイプの人物が関与していることが多い。境界性や自己愛性の人以上に、執拗なストーカーとなる場合がある。妄想性パーソナリティ障害は、一般人口の〇・五～二％にみられるとされ、境界性や自己愛性と比べても決して稀なものではない。

このパーソナリティの人は、孤独で傷つきやすく、優しさや愛情を示す者に対しても、最初はとても警戒的で、心を開くのに臆病である。だが、いったん心を開き始めると、相手の存在は、非常に特別なものとなる。彼の中の幼い誇大自己は賦活《ふかつ》され、相手が自分のためにだけ存在するかのような思い込みに陥っていく。親切を好意と解釈し、恋愛妄想を膨らませていく場合もある。熱烈で、執拗な求愛が始まる。勝手な思い込みが、期待はずれな反応に裏切られると、今度は逆恨みへと向かう。彼の本性を知らずに交際を始めたりすれば、後で大変な思いをすることになる。

「殺すぞ」「火をつけるぞ」と脅され、本当に実行に移されてしまうこともある。

このタイプの人は、ねちっこく、執着傾向が強く、いっそう手ごわいストーカーになってしまう。

妄想性パーソナリティ障害の人のもう一つの重要な特徴は、その硬さと傷つきやすさである。このタイプの人は、表情にも物腰にも、考え方にも、特有の硬さがある。柔軟さが乏しく、冗談も通じにくい。些細なことでも攻撃と受け取り、名誉を傷つけられたと感じ、激しい怒りを感じる。現状とはかけ離れた高いプライドを持ち、正当な指摘であっても、それを貶された、馬鹿にされたと受け取り、恨みを執念深く抱き続ける。

このパーソナリティ障害を持つ人は、必ず人生のどこかの段階で、彼の歪んだ世界認識の原点となる体験をしている。その体験が、その人の心に、他人というものの恐ろしさと信用できなさを刻み込んだのだ。

彼らは人との信頼関係や愛情を信じられないため、人を権力や力で支配しようとする。このパーソナリティ障害の人は、権謀術数を操ることに強い興味を持つ。階級や位というものに関心を持ち、人間の関係を心のつながりで理解するより、上下関係や力の関係で理解しようとする。

妄想性パーソナリティ障害は、しばしば気分の波を伴い、高揚して行動的になる時期と、意気消沈して反省的になる時期がある。うつ状態に陥ることもある。自分の妄想的な思いつきに囚われ、夢中になっているときは元気である。自分の思いつきが非現実的だと悟ると、抑うつ的となる。

## 疑り深さと過度な秘密主義

妄想性パーソナリティ障害を疑う重要なポイントの一つは、過度な秘密主義ということである。妄想性パーソナリティ障害の人は、ごく当たり前の質問でも、自分のプライバシーや出自に関することには、非常に過敏に反応し、たいていはっきりとした答えを避ける。曖昧な言い回しに終始したり、なぜ、そんなことを聞くのかと、逆に質問したりする。

自分の過去や個人的なことについても、「忘れた」とか「さあ、どうでしたかね」などと覚えていないふりをしたりする。うちと外に関して、口にすべきことと、沈黙すべきことに関して、神経質である。

営業マンやテレフォンアポインターの人は、妄想性パーソナリティ障害の人の自宅を訪問したり、電話をかけると、ひどい目に遭うことがある。なぜ、自分が訪問や電話の対象になったのかに関して、プライバシーが侵害されたのではないかという疑惑と憤りを、ぶつけられることになりかねない。逆に、お宅は何者であるのかということを、細々と質問されて、セールスマンやテレアポのアルバイターは、ほうほうの体で退散することになる。

スターリンやヒトラーが、徹底して自分の過去を改竄《かいざん》したり、封印したことはよく知られているが、それは、妄想性パーソナリティ障害にありがちな特徴でもある。

民主主義というものが、いろいろ欠点を宿しながらも、非常に優れている一つの点は、権力者の妄想性パーソナリティに対して、チェック機能を果たすということである。

表現の自由、報道の自由は、権力者の妄想性パーソナリティに対して、破壊的な作用を及ぼす。内情や秘密が暴露されることは、情報統制によって神話を生み、求心力を維持することを困難にするのだ。カリスマは登場するたびに、馬脚を暴かれて、消滅していく。

## 権力者の病

妄想性パーソナリティ障害は、古代ローマの昔から、独裁者に多い病でもある。絶対権力を手にした万能感と、いつ裏切り者によって権力の座を奪われるかもしれないという不安が、独裁者の心を蝕んでいく。

ネロのような古代ローマの帝王から、ロベスピエール、クロムウェルといった恐怖政治家、さらには、最近のスターリンやフセインといった独裁者まで、共通するパーソナリティの構造が認められるのである。秘密警察の暗躍や裏切り者の粛清は、独裁者の死か失脚まで続く。

これは、一国の独裁者にだけいえることではない。ワンマン型の多くの経営者や管理職の人も陥りやすいワナだ。

自分の地位と権力を守ることが、第一関心事であるため、部下も心からは信用できない。背信がないか、敵方に走ったり、将来のライバルにならないか、不安を抱いている。したがって、部下を見るのは、部下の仕事ぶりではなく、どれだけ忠義に励んでいるかという点になる。部下が建設的な意見を述べようが、その採否は、意見の中身ではなく、自分の意向を汲んでいるかどうかで決まる。そうなると、やる気のある人材は去り、無能で、おべっか使いのイエスマンだけが残る。

偉くなって、管理職になると人柄が変わってしまう人がいる。自己保身に汲々とする余り、疑り深い思考ばかりが発達し、仕事の中身よりも、自分が失脚したり、責任を取らされることばかりを怖れて、その防御に腐心するのである。

そうした人物を上司に持つと、部下は最悪である。生産的な改革や向上ではなく、欠点やアラ探しにばかりなってしまうのだ。部下も守りを固め、新しい試みに臆病になってしまう。人望がないにもかかわらず、減点法で採点すると、こういう人物は、ボロを出さないので、しぶとく出世したりする。

政治や経営の世界だけでなく、チェック機能を欠くあらゆる集団には、その危険がつきまとう。新興宗教やカルトも、教祖が妄想性パーソナリティ障害を有している場合が少なくない。教祖の妄想信念に引きずられ、集団自殺に至ったり、オウム真理教の事件のように、反社会的な暴挙に走ることもある。

## 父親殺しと反権力

男の子にとって、父親は永遠のライバルである。母親を父親から奪って自分のものにしたいという欲望は、タブーとして抑圧されるが、無意識の中にエディプス・コンプレックスとして残ると、フロイトは考えた。フロイトは、ハンスという五歳になる恐怖症の少年の精神分析から、この仮説を導き出したのだが（フロイトによれば、ハンス少年は、母親に対する愛ゆえに、父親からペニスを切り取られるのではないかと恐れていた）、仮に、恐怖症などの神経症が、抑圧されたエディプス・コンプレックスによって引き起こされるとすると、この欲動が抑圧されきらずに、「父親」との戦いを生涯引きずるのが、妄想性パーソナリティ障害といえるかもしれない。

実際、妄想性パーソナリティ障害の人では、「父親殺し」のテーマが人生を支配していることが少なくない。中には、あからさまに、父親への殺意を口にする者もいるが、多くは、もっと巧妙に昇華され、父親への戦いは、権力や迫害者との戦いに置き換えられる。

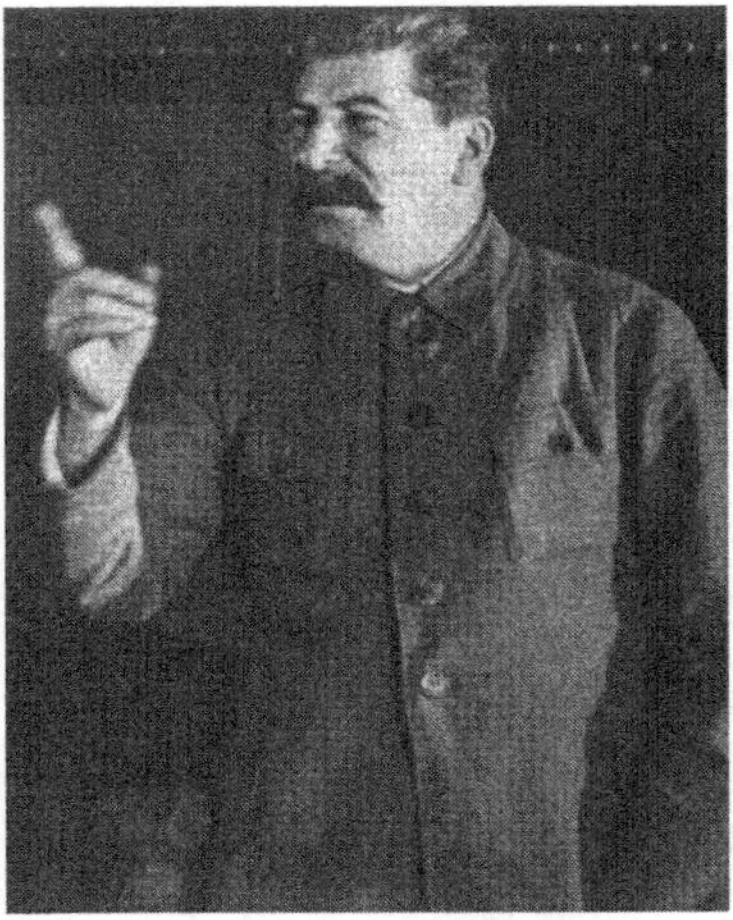
ヨシフ・スターリン（©AFP＝時事）

スターリンの父親は、飲んだくれの靴職人で、酔っ払っては、妻や息子に暴力を振るう男だった。あるときは、力任せに息子を床に叩きつけたため、何日も血尿が止まらなかった。ぶたれて育ったスターリンは、反抗的で、乱暴で、冷酷で、強情な性格を示し始めていた。少年時代から、ボクシングに熱中し、彼の「殴り」好きは生涯続いた。母親は彼に司祭になってほしかったが、彼は神への信仰を捨て、無神論者として、革命家への道を突き進んでいった。当時、彼が愛読したのは、グルジアの作家カズベキの作品『父親殺し』だった。その主人公コーバの名は、彼の革命家としての変名となった。

スターリンが、連合国側として、崩壊に追い込んだナチス・ドイツを率いるヒトラーも、妄想性パーソナリティ障害の特徴を示す独裁者であった。ヒトラーも、極度な秘密主義と強い猜疑心を示し、知りすぎた者には、容赦のない粛清を行なった。反ユダヤ主義を掲げ、何百万ものユダヤ人の大量虐殺を行なったことは、妄想性パーソナリティ障害の人が抱く妄想信念に基づくものであったと考えると納得がいく。それは、オウム真理教の麻原彰晃が、ハルマゲドンを実行しようとして、地下鉄にサリンを撒いた行動の背後にあるものでもある。

彼らに限らず、大量殺人者では、妄想信念（あるいは、妄想）が、殺意を生んでいることが多い。いったん思い込むと修正が利きにくいのも特徴である。思ってもみないような事件を起こしたりするのも、この妄想信念に基づいて行動した結果であることが多い。

## 接し方のコツ

### 親密になるリスク

妄想型パーソナリティ障害の人と付き合う場合、重要なことは、みだりに親しくなりすぎないことである。親しくなっても、ほどよい距離を忘れてはいけない。親しくなって、心を許した素振りを見せることが、その後の災厄を招くのである。

このパーソナリティの人物は、とてもエネルギッシュで、頼りになるため、また最初はとても親切に力を貸してくれるため、つい頼りにしてしまったりすることも多い。

しかし、深く付き合うにつれて、逆に今度は精神的に頼られるようになる。

彼自身はとても孤独だからである。身近にいる人間は信じられないが、出会って間がない中立的な人物には、かえって心を許したりする。

ところが、そこで調子に乗って、親身になりすぎたり、個人的な付き合いを発展させると、後でとんでもないしっぺ返しが待っている場合がある。

何か些細なことであれ、彼にとって不利益なことが生じた途端、蜜月状態だった関係は終わりを告げ、猜疑と怒りの日々が訪れるのである。

このタイプの人と接する場合の重要な点は、深い感情移入を避けることである。親身になって接すると、相手を信じられない心が、逆説的な反応を起こしていく。つまり、他人など信じられないという彼の確信を証明しようとして、無理な要求を持ち出してくるのだ。それを、拒否すると、彼は、それを裏切りと受け止め、少しでも心を許したことを、あたかも欺かれたかのように感じ、激しい怒りと復讐心を募らせる。

こちらは、そういうつもりではないのに、気がついたら恋人のように錯覚して、肉体関係や結婚を迫られるということも起こる。それで、拒絶しようものなら、彼の猜疑心と屈辱感に火がつくことになる。

## 正面衝突は回避せよ

心の中を打ち明けるような関係になったら最後、こじれたときが怖いのが、この妄想性パーソナリティ障害である。

もし彼から、経済的な利得を得ていたりすれば、間違いなく、すべての返還を要求されるだろう。恐らくそれだけではすまない。彼はあなたのものを根こそぎ奪い取ろうとするだろう。訴訟は避けられないかもしれない。

彼にとって訴訟など朝飯前のラジオ体操のようなもので、あなたにとっては、寿命を縮める出来事でも、彼には活力源となるのだ。最悪の場合、命を付け狙われることになる。

そうした状況に立ち至ったら、下手に言い訳したり、彼と議論して説得しようなどとは思わないほうがいい。ましてや、戦おうとは思わないことだ。彼と互角の戦いができるのは、国家権力だけだ。

あなたが、普通の庶民なら、頭を下げて、許しを請うのが身のためだ。

妄想性パーソナリティ障害の人は、恭順の意志をはっきりと示した者には、寛大な一面を持っている。怒りを爆発させ、それにじっと耐えているうちに、風向きが変わることはありうる。ただし、それが組織的な妄想性集団となると、話は別である。そこでは、個人を超えた集団心理が働き、余計歯止めを失うことになりやすく、極めて危険である。

法的な権力しか立ち向かうことはできない。無力な個人は、さっさと関わり合いを避けて、法権力に助けを求めることだ。国や行政は、こうした存在の性質を熟知した上で、国民を守ることが求められる。

## 権力ゲームに巻き込まれない

仮に身近にそういう人物がいて、関わり合いを、今さら避けられない場合もあるだろう。もちろん急に冷ややかな態度をとったりすれば、かえって危険だ。彼の猜疑心に点火してしまう。賢明な方策は、のらりくらりと中立的な立場を維持し、彼にとって目立たない存在であり続けることだ。

間違っても、彼を諌めようなどとは思ってはいけない。彼を諌めることができる人物がいるとしたら、全く中立的な第三者で、余程、彼の性質を知った者でなければ至難の業だ。

では救いはないのかというと、必ずしもそうではない。

パラノイックなエネルギーというのは、反対者や抵抗勢力がなくなると、案外萎んでしまうのだ。また、彼自身のバイオリズムの変化により、燃え上がったり、下火になったりと波を伴っている。季節的なサーカディアンリズムに同期して、変動することもある。これまでの彼の傾向をよく振り返ってみれば、それは自ずと摑めることだ。

そういう時期は、特に用心して付き合い、決して彼の言葉を打ち消すような言い回しは使わないことだ。黙ってほうっておくうちに、流れががらっと変わるということは起こりうる。

間違っても、正面きって否定をしたり、戦う意志を示さないことだ。それは、まさに彼の病的なスイッチを入れてしまう行為である。そうなってしまったら、あなたが戦う相手は、単なる一個の人間ではなくなる。疲れを知らない病的なエネルギーと消耗戦を繰り広げることになるのだ。あなたが、まともな人間なら、あなたが負けるのは避けられない。

家族やセラピストとして接する場合、まず守ることは、彼との権力ゲームに巻き込まれないことだ。どちらが支配力を持った存在であるかを競い出す関係になれば、愛情や治療ではなく、戦いになってしまう。競ったり、戦うつもりはないことを、はっきりいう必要がある。

妄想性パーソナリティ障害の根元には、父親を求める気持ちがある。父親は強く、びくともしない存在でなければならない。当人の揺さぶりに対して、慌てることはもっともいけないことだ。毅然とした態度で、威厳を失わない接し方が大切である。謝罪するときも、弱さを見せる態度ではなく、堂々とした態度で誠実に謝ることだろう。

逃げ腰になって背中を見せることは、危険である。当人を失望させるような振舞いは、逆に当人を逆上させる。

## 克服のポイント

### 人の心は支配できない

このパーソナリティ障害の人の不幸は、人を信じることができないところから生まれている。そのために、力や権力や脅迫によって、相手を支配しようとする。だが、そうしたところで、相手の心を支配することはできない。相手を支配しようとすればするほど、心は反対に背いていくのだ。

心とはそういうものである。人の心を支配しようとは思わないことである。むしろ、相手の気持ちを尊重するように努めることだ。相手の気持ちを大切にすることができるようになれば、求めなくても、周囲から大切にされるようになるだろう。力や理屈でねじ伏せるのではなく、相手の気持ちに耳を傾け、それを尊重する勇気を持つことだ。

## 秩序愛と気配り能力を活かせ

このタイプの人が示す猜疑心や他人の行動の裏まで読み取ろうとする傾向は、同時に、このタイプの人が持つ他者の気持ちを鋭敏に察知し、気配りする能力に通じる。余り親密でないニュートラルな関係では、こうした力がうまく活かされることも多い。

実際、このタイプの人は、交渉や政治的な駆け引きに長けていることがある。人間の気持ちを気持ちとしてではなく、相手の出方や戦術として理解することで、チェスでもするように、対人的な操作を行う能力を持っているのである。そうした傾向や能力をうまく活用して、弁護士などの法曹分野や役人、管理職、政治家やその参謀的な存在として、頭角を現すことも多い。

妄想性パーソナリティの人は、反権力的な傾向を示すこともあるが、同時に、非常に権力志向的な一面を持っている。正反対に見える二つの傾向は、本来は同じ傾向の違った表現なのである。「革命」と称するものが権力を手にすると、前権力以上に、権力的になるのは、このためである。こうした権力志向は、先にも書いたように、多くの場合、父親に愛されなかった、あるいは恐れていたことに由来している。愛という不確かで手に入らないものの代わりに、もっと信用の置けるものとして、秩序や階級、法というものに関心を示したり、そうした分野に活躍の場を見出すことも多い。このタイプの人は、非常に反抗的ともなりうるが、同時に、強い忠誠心を抱く。それは、父親を求める気持ちに由来している。この忠誠心は、仕える相手さえ間違わなければ、一つの長所、美点となり、厚い信頼を勝ちうる。その意味でも、法律や政治的な分野に、適性を持つといえる。しかし、同時に、こうした適性や志向の背後にあるものを、当人も、人々も頭の片隅に置いておく必要がある。

## 戦いに勝つより、許す勇気を

このタイプの人は負けることが許せない。自分のプライドを傷つけられて、引き下がることができない。どんな手を使ってでも、戦いに勝とうとする。しかし、戦う人生は、結局不幸である。人を信じない人生は、孤独で、不毛だ。

中には、しばしば生涯の大部分を訴訟や諍《いさか》いに明け暮れて過ごすこともある。齢九十に達しようというのに、些細な利害のために訴訟を繰り返す人がいたが、余り穏やかで、恵まれた晩年とは言い難かった。戦いは神経をすり減らし、心を憎しみでどす黒く染めていく。

もちろん自分の権利を主張し、守ることは大切だが、度が過ぎると、健康や精神を損なうこともあるのだ。戦いに勝つことよりも、許すことが、本当の勇気かもしれない。

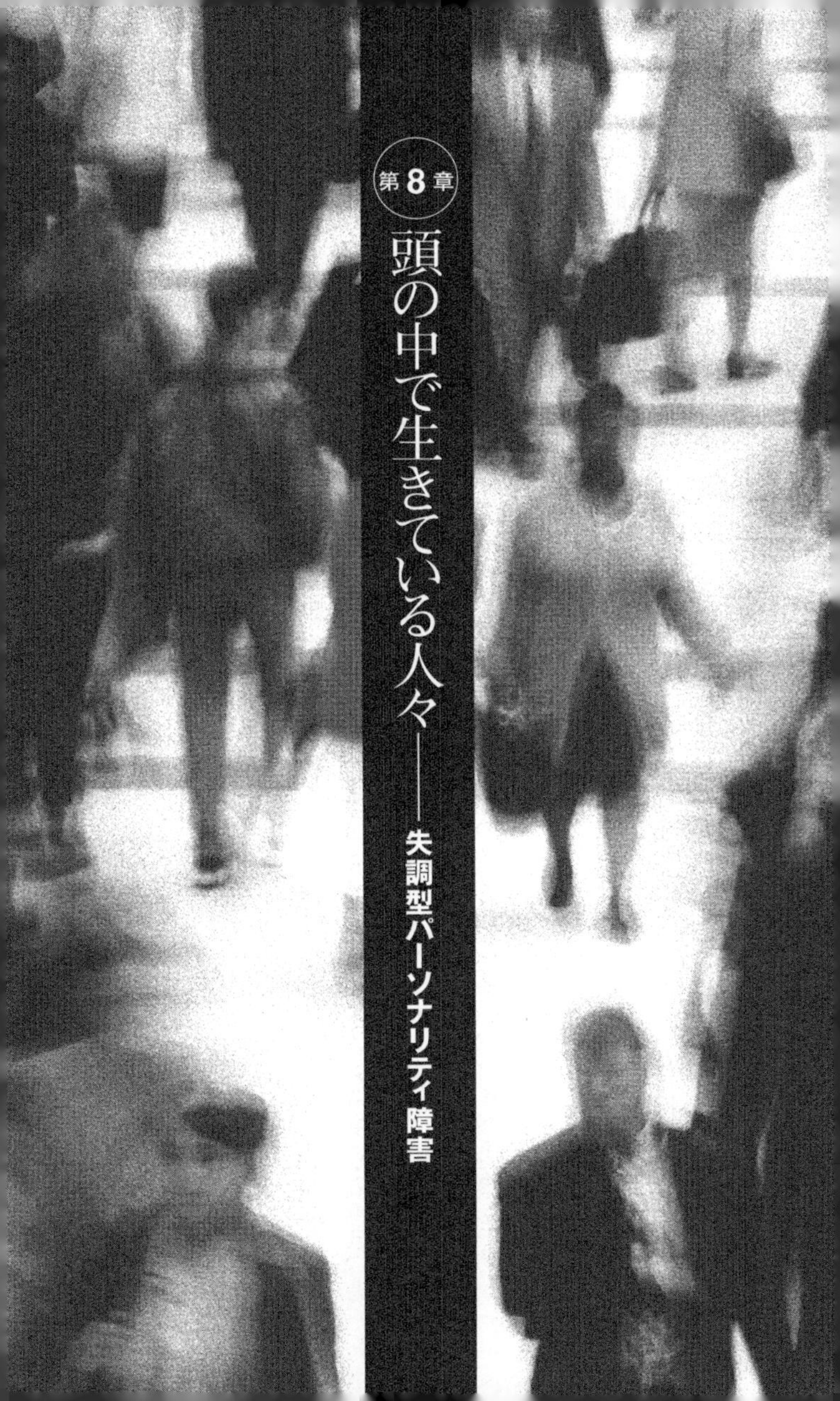

第8章

# 頭の中で生きている人々——失調型パーソナリティ障害

特徴と背景

## インスピレーション豊かな直感人

失調型《スキゾタイパル》パーソナリティ障害の特徴は、一言でいえば頭で生きているということである。奇妙でユニークな思考や直感が常に生活や行動に影響を及ぼしている。何も考えていないようだが、頭の中の思考は驚くほど活発で、常に頭の中で対話していたり、自分に向かって語りかけている。それが、独り言や思い出し笑いになって、出てしまうこともある。そうした思考や直感は、非常に独特で、常識を超越しているため、事情を知らない周囲の者には、風変わりに映る。事情を知ると、それなりにきちんとした理由があることがわかる。通常の流儀と食い違ったり、かけ離れることとも、このタイプの人は頓着しない。自分のスタイルに従い、マイペースで生きていこうとする。

そのため、常識的な周囲としばしば摩擦を生じたり、変人扱いされることも多い。

最近、よく知られるようになったアスペルガー障害で大人になった人と、マイペースな対人関係やコミュニケーションのスタイルにおいて、似ている点も多く、しばしば区別がつきにくい場合もある。一つの違いは、失調型《スキゾタイパル》パーソナリティ障害では、超越的な存在や非論理的な思考に親和性を持つのに対して、アスペルガー障害のほうは、客観的で観察的な傾向があり、解

## 失調型パーソナリティ障害

親密な関係では急に気楽でいられなくなること、そうした関係を形成する能力が足りないこと、および認知的または知覚的歪曲と行動の奇妙さのあることの目立った、社会的および対人関係的な欠陥の広範な様式で、成人期早期までに始まり、種々の状況で明らかになる。以下のうち5つ（またはそれ以上）によって示される。

(1) 関係念慮（関係妄想は含まない）
(2) 行動に影響し、下位文化的規範に合わない奇異な信念、または魔術的思考（例：迷信深いこと、千里眼、テレパシー、または“第六感”を信じること：小児および青年では、奇異な空想または思い込み）
(3) 普通でない知覚体験、身体的錯覚も含む。
(4) 奇異な考え方と話し方（例：あいまい、まわりくどい、抽象的、細部にこだわりすぎ、紋切り型）
(5) 疑い深さ、または妄想様観念
(6) 不適切な、または限定された感情
(7) 奇異な、奇妙な、または特異な行動または外見
(8) 第一度親族以外には、親しい友人または信頼できる人がいない。
(9) 過剰な社会不安があり、それは慣れによって軽減せず、また自己卑下的な判断よりも妄想的恐怖を伴う傾向がある。

『DSM-Ⅳ-TR 精神疾患の分類と診断の手引 新訂版』（医学書院）より

剖学的な、実験的な物の見方をするという点である。誤解を恐れずにいえば、観念論的志向と唯物論的志向の違いといってもいいかもしれない。

だが、いずれにしろ、失調型《スキゾタイパル》パーソナリティ障害の人は常識的な思考に囚われず、直感や創意に富み、学者や研究者として画期的な業績を成し遂げることもある。

彼は内的な世界に常に生きている。精神内界の旅こそが、彼の人生なのである。外面的な生は、彼にとって、それほど重要でない。文学者や宗教家や僧侶や哲学者として大成することもある。

失調型《スキゾタイパル》パーソナリティ障害は、統合

失調症に近い、あるいは同じ遺伝的素質を持ちながら、環境的因子や発病を抑制する他の素因によって、統合失調症を発症していない状態と考えるのが一般的である。したがって、他のパーソナリティ障害と異なり、遺伝的要因の関与が比較的大きいといえる。一般人口の約三パーセントが該当すると言われている。

## 人目を気にしないマイペース人生

スキゾタイパルの人は、どこか異星人のような、浮世離れした雰囲気を持っている。それは、よくいえば精神性の高さであり、悪くいえば、非現実的な傾向である。スキゾタイパルの人は、内的な思考の中で生きているので、常識的な考えに囚われず、独特な物の見方をすることが多い。そのため、下手をすると変人視されてしまい、孤立したり、疎外されることもあるのだが、ある程度現実的な能力を持ち合わせていたり、そうした面で、助けになってくれる人がいると、持ち味の独創性や精神性を活かして、活躍できる。

彼は共同体の中では、預言者的な存在であり、日常的なことには、ほとんど能力を発揮できないが、将来への新たな可能性を切り開いたり、見通しを映し出し、道を照らし出すという面での能力を持っていることが多い。技術革新に携わる仕事や研究者、アーティスト、企画の仕事、精神科医、宗教家、占い師、霊能者などとして活躍する人には、このタイプの人が少なくない。支えとなる環境に恵まれないと、孤立したり、引きこもり、次第に現実との接触を失っていくこともある。

このタイプの人は、服装やファッションにも、余り関心がなく、体を覆えていればいいというくらいに考えている。精神的なこと、内面的なことが重要なので、外見などは、どうでもいいと思っているのである。乗っている車なども、たいてい見栄えのしないポンコツで、おまけに、余り洗車もしていないことが多い。そうした人目を飾ることに労力や時間をかけるということを、馬鹿げていると思っているのである。

ライフ・スタイルは基本的にマイペースで、周囲に合わせるということが苦手である。チームワークでする仕事には、基本的に向いておらず、自分のペースでできる仕事に向いている。独立自営の仕事、ＳＯＨＯスタイルの仕事も合っている。

## ユングのオカルト趣味

偉大な精神分析学者であるＣ・Ｇ・ユングも、パーソナリティ障害のレベルかどうかは問題があるにしろ、このタイプのパーソナリティ傾向が推定される一人である。ユングは、若い頃からオカルトや心霊現象に興味を持ち、彼の学位論文は憑依現象に関するものであった。従妹には、巫女的な才能を持つ女性がいて、彼は彼女をいわば実験台にして研究を行なった。ユング自身、幻聴があった時期があり、彼の心理学において唱えた集合的無意識や共時性の概念は、一個人の心理学を超えた超越論的な色彩を帯びている。それは、統合失調症的な世界と共通項を持つ。

彼が学者として世界的な成功を収め、後世に巨大な影響を及ぼしえたのは、彼があくまでも科学の土俵に留まり、普遍性を保ったからだと思う。しばしば、失調型パーソナリティ《スキゾタイパル》障害は、客観性を失った自己の主観的で、独り善がりな世界に埋没してしまう。そうなると、変人の戯言として片付けられることになる。

ユングは、直観力の大変鋭い人で、初めて妻となる女性に会ったとき、自分はこの女性と結ばれるだろうと確信したと自伝で述べている。こうした直観の鋭さは、スキゾタイパルと呼ばれる人々によく見られる傾向である。ユングが用いた重要な概念の一つに共時性というのがある。その概念によれば、何かがたまたま偶然に一緒に起こることには、特別な意味があるとされる。

だが、これは統合失調症や失調型パーソナリティ《スキゾタイパル》障害の人が、よく訴える関係念慮の症状と似ている。

例えば、自分がトイレのノブに手をかけた拍子に、隣の車のクラクションが鳴ったのは、何か特別な意味があるのだと考えるのである。

もちろん共時性の概念は単なる関係念慮と同じものではないが、それを感じ取るメカニズムは、大いに共通しているように思える。ユングが非常に直観力に富むスキゾタイパルな人物だったからこそ、そういう着想も得られたのだと思う。

また、前述のように、ユングは自身の危機の時代において幻聴を体験していたという。そうした病的体験の存在は、スキゾタイパルであったことを裏づけるが、それは、決してマイナスなハンディではなく、彼の創造的なエネルギーの源泉だった。「夜の航海」として知られる無意識との対話は、発病とぎりぎりのところでなされたのだが、ユングはそれを乗り越えることで、新たな着想と視野を手に入れていったのである。

スキゾタイパルな傾向と高度な社会性という両立し難いものの稀有な共有が、ユングを偉大な人物にしたのだと思う。

## 接し方のコツ

### 本人のペースを尊重する

スキゾタイパルの人は、身近なことや、人付き合いが苦手である。抽象的な話を好み、現実のことよりも、非現実のことに興味を持つ。そういう傾向から、どうしても空ばかり見ていて、穴に落ちてしまったギリシャの哲学者に似るところがある。足元がおろそかになりがちなのだ。

といって、いくら身近なことを、きちんとやれと口を酸っぱくして説いても、なかなか改善は望み難い。できないところばかりに目を向けても、本人の能力を引き出すことにはつながらない。いっそのこと、そういう難点は目をつむって、得意な面に目を向けるほうが生産的だ。

スキゾタイパルな人は、インスピレーションが豊かで、アイデアマンであることが多い。ルーチン・ワークは嫌いだが、ルーチン・ワークの効率を高める工夫は得意である。新しい着想や着眼点で、物事を考えようとするので、周囲がついていけないことが起こりがちだが、よく聞いてみると、とてもユニークで、しかも有用な発想だったりする。

頭の固い人は、このタイプの人を変人扱いして、まともに意見を聞かなくなったりしがちだが、こういうタイプの人の発想をうまく活かすことが、飛躍的な発展を生むこともある。

本人の思いつきや信念を笑ってすませずに、耳を傾ける懐の大きさを持ってほしい。スキゾタイパルな人は、それなりの場が与えられ、きちんと評価されると、優れた仕事をやってのけるが、非常に繊細で敏感なところもあるので、本人のペースを無視してプレッシャーをかけすぎたり、急き立てすぎると、結果が出ないどころか壊れてしまう。被害妄想的になってしまうこともある。プレッシャーよりも前向きの評価が、よい結果を生むだろう。

スキゾタイパルな人は、本質的にマイペース人間なので、他者と歩調を合わせるのが苦手である。また、関心や適応力が狭い場合もある。しかし、ツボに入れば、局所的に高い創造的ポテンシャルを示す。進化論的にいっても、スキゾタイパルな遺伝子がサバイバルしてきたゆえんである。

うまく受容し、適材適所を見つけることが、才能を発揮することにつながるし、逆に、そうした努力をおざなりにすると、不適応を起こし、追い詰めて攻撃的にしてしまうこともある。育て方と使い方にかかっているのである。

## 社会へのコーディネーター役が大切

先にも書いたように、スキゾタイパルの人は、現実的なこと、日常的な問題の処理がどうしても苦手である。その人の独創的なアイデアや着想を、現実化し、活かしていくためには、現実や社会に対して、間を取り持つコーディネーター役の存在が重要である。

もしあなたの身近な人物やパートナーが、スキゾタイパルの人である場合、あなたがそうした点でのよきアドバイザーになってあげるのも一つだろう。

互いの発想力と行動力が、うまく補完し合う関係になると、大きな発展が得られる。あなたの観点で、彼のアイデアをリアリティ・チェックすることで、成功の可能性は増すだろう。逆に、どちらも、非現実的な思いつきの方向に走ると、話だけで終わるか、とんでもない空振りをやってしまいかねない。

克服のポイント

## 身近なことをおろそかにしない

スキゾタイパルな人は、日常的な雑務や現実的な問題の処理が苦手である。しかし、身近なことがある程度こなせないと、せっかくの新しい発想やアイデアを持っていても、それを現実的な形にし、実現していくことができない。ただの空想やアイデアだけで終わってしまう。

このタイプの人が成功できるかどうかは、現実的な対処能力がどれだけ備わっているかにかかっている。

そうした日常的なこと、現実的な瑣末《さまつ》に思えることを、できるだけ積極的にやっていけば、アイデアが浮わついたものにならず、現実的な思考を同時に併せ持てるようになるだろう。そういう意味でも、抽象的なことにばかりに関心を持たず、生活を実感できるようなことを趣味に持つことは、バランスをとる上でも有効である。園芸や料理、ペットを飼う、メンタルな要素の強いスポーツもいいだろう。

『車輪の下』を書いたヘルマン・ヘッセは、東洋思想や仏教にも深い関心を持ち、人間の精神的な成長というものを、一つのテーマにした作家だが、彼は小さい頃から昆虫採集に魅せられた人物だった。そうした自然への関心は、後半生においては、彼の園芸趣味というものに発展し、彼は庭いじりに大きな喜びを見出した。彼のように精神的な世界の探求を仕事とする者は、どうしても現実との接触が希薄になり、バランスを失いやすい。心の均衡を保ち、新たな発想の源泉を得るためにも、こうした趣味は役に立つのである。

現実的な感覚を磨くという意味では、ある程度のまとまった期間、職業的な実務を経験するということも、非常に重要である。実際の現場を体験することにより、さまざまなアイデア、発想も、アイデアのためのアイデアではなく、本当の意味で価値のある、現実の中で磨かれたものとなるのである。

家庭を持ち、子育てや家事に積極的に取り組むことも、このタイプの人の浮世離れした傾向を是正してくれる。雑事と思わずに、日常の些事に前向きな気持ちで関わることが、後年、大きな成果を生むことにつながる。

## 人の気持ちに目を向ける

このタイプの人は、本来マイペースを身上とし、一人で物事に取り組むのは得意だが、協調して皆と一緒に事に当たるのは、苦手である。周囲の感情やコミュニケーションを疎かにすると、いつのまにか孤立し、変人扱いされてしまう。そうなると、せっかくのアイデアや斬新な発想も、一笑に付されて終わったり、まともに取り上げてもらえなくなってしまう。そうならないためにも、日頃から、周囲の人の気持ちにも目を向け、コミュニケーションをとるように努力しておくことは、大事である。

また、そうした係わり合いの中で、意外に面白い発見をすることも多い。

逆に孤立していくと、このタイプの人は、しばしば迫害妄想や被害関係妄想を抱きやすい傾向がある。自分の頭の中で、いろいろ悪いほうに考えを膨らませてしまうのである。そうなると、どんどん孤立を深め、次の項で述べるような、精神的な失調状態を引き起こすこともある。それを予防する意味でも、余り自閉的にならず、適度なコミュニケーションをとることは大切である。

## 発病の危機を乗り切れ

スキゾタイパルの人は、人生のうちに一度か二度、大きな危機を迎える。それは、発病の危機でもある。その時期は本当に苦しく、ユングが「夜の航海」といったような、トンネルに入った状態が続く。数年から十年くらい続くこともある。

だが、その危機の時代をうまく乗り切ると、すっと人生が開けてくることが多い。新たな才能や可能性が開花したり、人生に喜びが戻ってくるのだ。

『坊っちゃん』『こころ』などで知られる文豪、夏目漱石にも、統合失調症を思わせるような病的な体験があったことは有名である。彼は、日記や小説の中で、その状況を丹念に書き記している。そこには、追跡妄想、被害関係念慮、幻聴などの症状が、ありありと書き留められている。そうした症状は、英国留学中に、目立つようになり、帰国後も様子がおかしいというので、当代一流の精神医学者、呉秀三の診察を受けたことが、妻鏡子の『漱石の思い出』から知れる。実は、こうした症状は、漱石の独身時代からあり、終生続いたことが、同書には記されている。

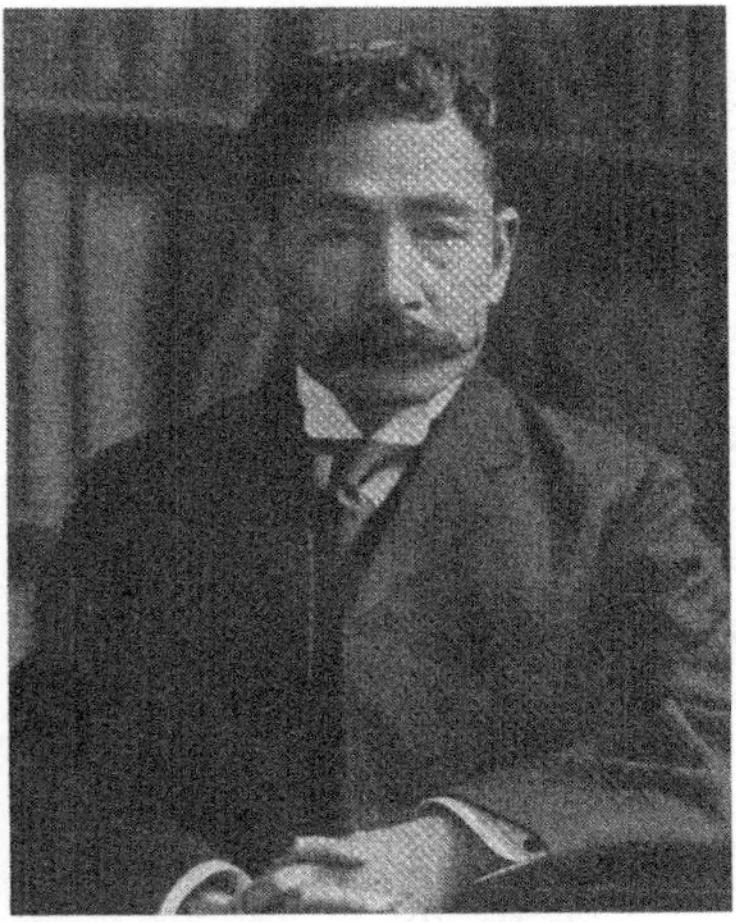
夏目漱石（©時事）

だが、その一方で、彼は休むこともなく大学の講義をこなし、創作活動を行い、日本文学史に並ぶもののない金字塔を打ち立てたのである。したがって、土居健郎氏らが指摘するように、彼が統合失調症だったとは考えにくく、現在の診断基準では、失調型《スキゾタイパル》パーソナリティ障害であったと推測される。

漱石は、こうしたハンディと苦悩を、創作という能動的行為によって、克服しようとした。これは、多くの芸術家の創造行為に当てはまることでもある。漱石は、英国留学から帰国した年、「沈黙」という英詩を書いて、かつてあった沈黙の至福が失われたことを嘆いている。『漱石とその時代』で、江藤淳氏が書いているように、漱石を苦しめていた幻聴がモチーフの背後にあったであろうが、漱石の創造性は、この頃から急激に開花していくのである。

帰国からちょうど二年後の明治三十八年一月、『吾輩は猫である』が、雑誌『ホトトギス』に掲載された。猫が、少し変人の主人やその友人たちの生活を、皮肉な第三者の眼差しで観察するという形式は、統合失調症的な、関係妄想の世界から脱出し、バランスを取り戻す上で、非常に有効だったのかもしれない。創作や自分を表現することが、発病の危機を乗り越える上で、大きな助けとなる。

危機を克服する方法には、他にもいくつかある。その一つは、意外に思われるかもしれないが、引きこもることである。完全に引きこもるのは、別の弊害が生じるので、お勧めできないが、世間との交わりを必要最小限にする程度の引きこもりは、破綻を防ぐ有用な方法である。世間から一歩身を引くことで、その風圧が弱まり、危機の時代をやり過ごしやすくなるのである。

さらに、もう一つは、転生というか、別の生き方に乗り換えることである。これは、煮詰まって重荷が増えすぎた状況では、危機を乗り切るのに非常に有効である。自分が潰れないために、いったんすべてを御破算にするのである。そういう状態は、脳のシステムからすれば、バグが蓄積して、フリーズしかけているようなものだ。新たにシステムを立ち上げ直したほうが、うまくいくのである。

同じ環境に長くいることは、人間関係が濃厚になり、スキゾタイパルな人には、苦手な状況を作り出しやすい。強迫性パーソナリティの人は、環境の変動に敏感で、うつの原因になったりするが、スキゾタイパルな人にとっては、環境の変化は、むしろ好都合な点も多い。漱石もそうだったように、リフレッシュした新天地が、スキゾタイパルな人にとっては、古い根のない、耕しやすい土壌となるのである。

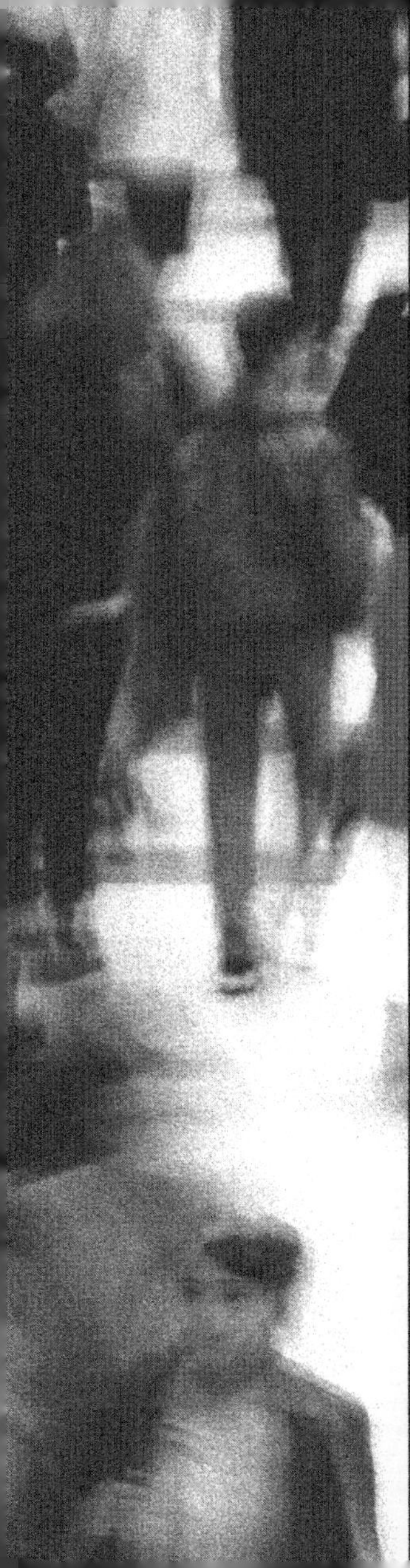

# 第9章

# 親密な関係を求めない人々——シゾイドパーソナリティ障害

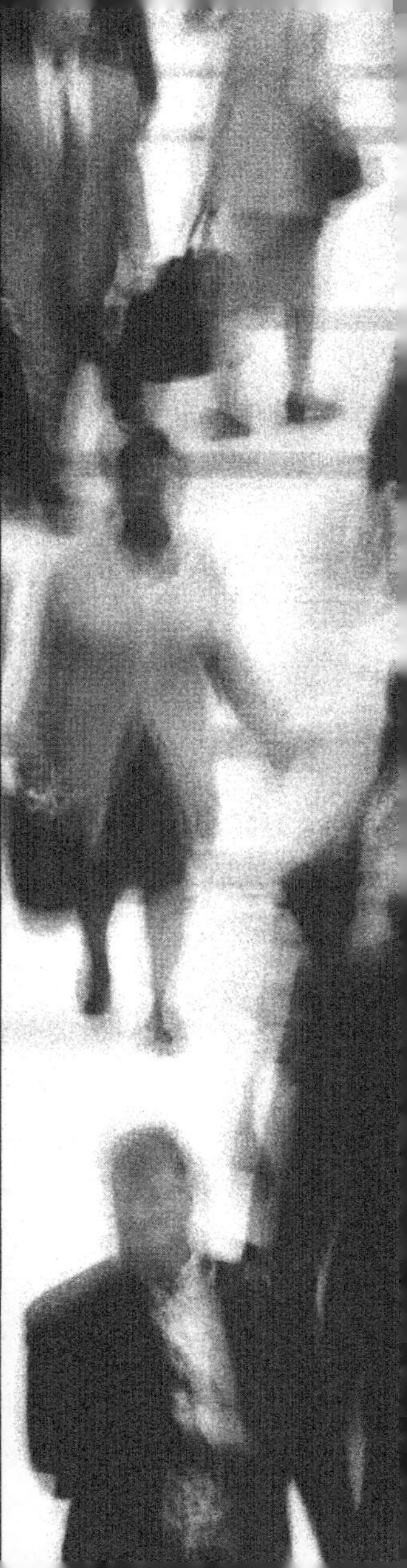

特徴と背景

## 孤独と清貧の人生

シゾイド（統合失調質）パーソナリティ障害の特徴は、対人接触を求めないということである。このタイプの人にとって、孤独こそ最良の棲み家なのである。回避性パーソナリティ障害や自己愛性パーソナリティ障害などでも、自分の世界への引きこもりが見られるが、回避性や自己愛性の引きこもりが、本当は対人接触を求めているが、傷つけられるのを避けるために行われるのに対して、シゾイドパーソナリティ障害の場合は、対人接触よりも、孤独な環境のほうが本来好きであるという点に特徴がある。

彼にとっては、異性さえ、余り必要なものではないかのようだ。このタイプの人には、天性の独身主義という形容が当てはまる人が多い。彼らにとっては、配偶者を得ることよりも、自分の世界を守ることのほうが優先課題なのである。

シゾイドパーソナリティの人は、静かで淡々とした生活を好む。概して、贅沢や華美に走ることを嫌う。生活は質素で、たとえお金があっても、食事や衣服、住居にお金をかけるということもない。スキゾタイパルな人と同様、外見には余りこだわらないが、感性や趣味は意外に洗練されていることもある。

## シゾイドパーソナリティ障害

社会的関係からの遊離、対人関係状況での感情表現の範囲の限定などの広範な様式で、成人期早期までに始まり、種々の状況で明らかになる。以下のうち4つ（またはそれ以上）によって示される。

（1）家族の一員であることを含めて、親密な関係をもちたいと思わない、またはそれを楽しく感じない。
（2）ほとんどいつも孤立した行動を選択する。
（3）他人と性体験をもつことに対する興味が、もしあったとしても、少ししかない。
（4）喜びを感じられるような活動が、もしあったとしても、少ししかない。
（5）第一度親族以外には、親しい友人または信頼できる友人がいない。
（6）他人の賞賛や批判に対して無関心に見える。
（7）情緒的な冷たさ、よそよそしさ、または平板な感情

『DSM-Ⅳ-TR 精神疾患の分類と診断の手引 新訂版』（医学書院）より

貪欲さや成金趣味とは正反対な人で、清貧に生きることが多いし、似合っている。物質的なものよりも、精神的で、内面的な価値に重きを置く。俗世になじまない、世捨て人のような雰囲気があるのだ。修道僧のような人生を歩んだり、本当に世を捨ててホームレスになってしまう人もいる。

欲が乏しいということは、物質的な面だけでなく、肉体的な面にも及ぶ。このタイプの人は、概して禁欲的で、積極的に楽しみ事を求めたりすることも少ない。出世欲や名誉欲も余りなく、むしろ、俗世の欲にまみれた、醜い生存競争の世界から遠ざかりたいと思っている。遁世願望や都会を脱出して、大自然の中で自給自足の生活ができればと、思っている人も多い。実際に、何らかの形で、そうした計画を実行する人もいる。

欲の乏しさは、性欲にも及んでいる。男女が、

肉体的に愛し合うことに、違和感や罪悪感を覚える人が多い。そうしたドロドロした関係ではなく、プラトニックで精神的な関係を求めようとする。

欲の乏しさを反映して、喜怒哀楽や感情も淡白で、希薄な傾向がある。この感情の淡さは、シゾイドパーソナリティのもう一つの大きな特徴である。

それで、感情が余りないとか、平板だという誤解を受けやすいが、本当は、極めて繊細で、わずかの感情の動きにも敏感であるがゆえに、強すぎる感情は、ただ不快に感じるだけなのである。

## 十年一日のごとく

恒常性の高さという点も、このタイプの大きな特徴である。修道僧的な勤勉さで、何事も、黙々と続けるのである。実際、このタイプの人は、僧侶に向いているし、このタイプでなければ、厳しい修行は勤まらない。気分の起伏やムラが少なく、十年一日のごとく、同じ生活を続けられるという、一種の才能を持っているのである。エネルギー・レベルは高くはないが、一定して事を進めていくので、信頼を得たり、蓄積により、大きな仕事を成し遂げることもある。また、時代の空気といったものから超然としていられるので、独特の世界を生み出すこともある。

羊のような平和主義者で、人の悪口などもいわず、人畜無害な人である。ただ、不当に追い詰められたりすると、思いがけない反撃に出ることもある。そうした場合は、加減を知らないので、行きすぎてしまいがちである。

## 内面は意外に豊か

余り対人関係のない職種では、能力を発揮する。余計な人間関係に、時間やエネルギーを割かない分だけ、自分の仕事に集中するので、知識や情報の面では優れている。コンピューター関係の職種には、こうしたタイプの人が多い。逆にいえば、非常に向いているのだ。

また、このタイプの人は、大自然の中を逍遥したり、孤独に旅することを好む。無口だがとても思索的で、宗教的な霊性や芸術的な感性を持っていることも多い。だから、親しくなると意外に内面は豊かで、興味さえあえば、楽しい話相手にもなれる。

余り口も開かないし、自分から進んで発言もしないので、自分の意見など持ち合わせていないと思うと、大間違いである。意外に、こだわりの強い意見を持っているし、自分のこだわりや信念には、潔癖で、頑固である。基本的に孤独を好むので、協力して仕事をするのは性に合わないし、うまくいかない。

接し方のコツ

## 己の世界の侵害を恐れる

シゾイドパーソナリティの人は、他人に対して壁を作ることで、自分を守っている。逆にいえば、それだけ自我の殻がデリケートで、脆いのである。したがって、不用意に接近されたり、あからさまな親しみを示されると、本人は侵入を受けるような脅威を感じてしまう。このタイプの人にとって、自分の孤独な居場所というのは、非常に大切なもので、誰も立ち入ってほしくない聖域なのである。

このタイプの人と接する場合に、まず大事なことは、相手の聖域に土足で踏み込むようなことは、できるだけ避けるということである。一般的に親しみを示す距離に近づかれるだけでも、このタイプの人には、強い脅威を与えてしまう場合がある。少し遠目の距離を保ってあげ、感情はできるだけ抑えて、淡々と接するのが、安心した関係を築く出発点となる。

プライベートな質問も、このタイプの人には、侵襲的な作用を及ぼす。妄想性パーソナリティと異なり、そうした質問に対して、馬鹿正直に答えが返ってくることが多い。このタイプの人は、嘘をついたり、人を騙すということが基本的にないからだ。だが、それをいいことに、過度に立ち入った話を聞き出したりすると、後で、思いがけない反応を起こすことがある。彼の孤独な聖域を侵さないように、慎重に時間をかけて、関係を築いていくのがよい。

## 本当の親しさを求めると失望

このタイプの人は、関係の親密度が増すにつれて、自分の世界を侵犯されるような気持ちを持つため、恋愛が進行するのとは逆に、気持ちが冷めていくことがある。恋人が、淡白な人間関係で満足するタイプであれば、二人の関係はうまくいくのだが、恋人が、どんどん相手を求めたり、頼っていくような場合、このタイプの人は、非常に重荷に感じたり、うっとうしく感じるようになる。

いよいよ結婚という段になって、急に破談にするということも起こりやすい。付き合っていても、何年経っても、関係が深まらないということのほうが普通だ。本当の親密さを求めようとしている者は、次第に苛立ちと失望を覚えるようになる。

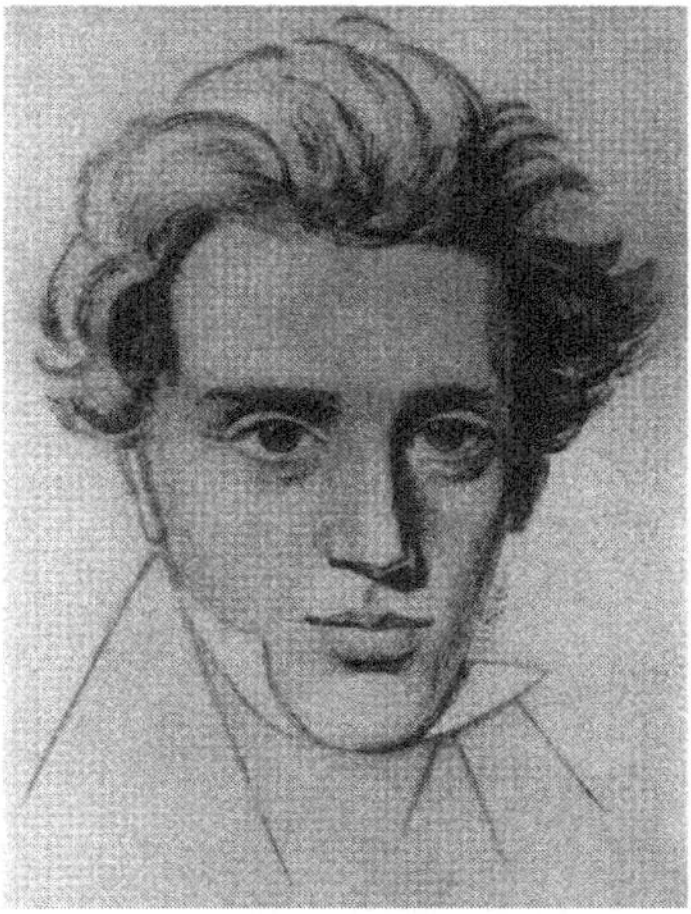

ゼーレン・キルケゴール(©AFP＝時事)

デンマークの哲学者セーレン・キルケゴー

ルは、実存主義哲学の先駆けとして、深い思索を行なった人であるが、青年時代、レギーネ・オールセンという恋人との婚約を破棄している。レギーネは、彼の婚約破棄に強い衝撃を受けたが、破棄の理由は、キルケゴールがレギーネを嫌いになったからではなかった。むしろ、逆であった。キルケゴールは、レギーネとの婚約を破棄した後、生涯独身で通し、レギーネのことを愛し続けていた節がある。

ただし、彼が愛したのは、一人の女としてのレギーネではなく、永遠の存在としてのレギーネだった。キルケゴールが、どういうもっともらしい理由づけをしようと、それを、臨床精神医学的な目で見れば、レギーネという生身の女が、現実的な存在として、彼の生活に侵入してくることに、キルケゴールの精神は耐えられなかったと受け取れる。

レギーネにしてみれば、いい迷惑であっただろう。キルケゴールが現実のレギーネではなく、彼女の上に勝手に理想化したものを、独り善がりに愛していただけだということに、やがて気づいただろう。シゾイドパーソナリティの世界は、自己完結した世界であり、その意味でとても自己愛的なのである。

こうしたイデア的恋愛は、文学の世界に非常に多いパターンである。福永武彦の美しい恋愛小説『草の花』にも、恋愛に、プラトニックで崇高なものを求め、現実の恋人を肉体的に愛することができない若者が、無謀な手術を受けて、生を終えるという物語が遺書という形で語られている。

比較的最近のもので、そうした系譜を引いたものとしては、村上春樹の『ノルウェイの森』が挙げられるだろう。主人公とナオコの恋愛には、縮まることのない距離感が付きまとうのである。愛しているのか、愛していないのかという感情の輪郭の曖昧さが、ドロドロした恋愛とは正反対の清澄な世界を作り出している。この感情の儚《はかな》さ、透明感が、シゾイドパーソナリティの大きな特徴なのである。その距離感は、近づけば遠ざかり、遠ざかると近づくという、アンビバレントな構造を持っている。

腕の中にいたときには余り実感できなかった恋愛感情は、むしろ、ナオコの自殺という肉体的な死によって無限大の距離で隔てられたときに、初めて、明確に実感されるのである。それは、キルケゴールが、婚約を破棄することによって、レギーネを生涯愛したのと同じ論理なのである。実像ではなく、虚像のほうを求め、距離を置いたほうが自分の感情が実感できるのは、一見無感覚のようでいて、本当は繊細すぎて壊されやすい世界を、必死に守っているからなのである。

こうしたタイプの人が、カップルでうまくやっていくのは、同じ趣味やテーマを共有しつつ、つかず離れずで暮らしている場合だと思う。男と女としてよりは、同好の友として、あるいは、協力者として、互いの世界を尊重しつつ、互いを侵犯しない関係を保つことができるのである。

克服のポイント

**己の世界を究める**

このタイプの人は、無理に社交的に振舞おうとしたり、人付き合いを増やそうとするよりも、気の合った少数の同好の士との関係を深めるのがよい。世俗的な成功をめざしても、どこか無理をしているので、長続きしなかったり、楽しくない生活を強いられる。何よりも自分の特性を知り、それに合ったライフ・スタイルや職業を選ぶことが、楽しみながら、成功するポイントである。

自然の中で、孤独に取り組むことが求められる仕事、例えば、自然科学の研究者、助手、農業や牧畜業、林業、動物の飼育係、フィールド・エンジニアリングの技術者、公園管理事務所や営林署の職員、測量士、僻地診療所のスタッフ、造園業、山小屋の番人……。

また、精神的な世界を追究する仕事も向いている。僧侶、学者、芸術家……。

孤独な仕事を好むという点では、プログラマー、設計士、警備員、トラック運転手、郵便配達員などもよいだろう。

シゾイドパーソナリティの人は、自分の天性を否定したり、無理やり変える必要はない。むしろ、その長所を活かすべきだ。自分の天性とぴったりの仕事に出会った者は、幸福で充実した人生を送ることができるだろう。

半生をアフリカの森の中で過ごした、世界的霊長類学者のジェーン・グドールは、彼女のシゾイドパーソナリティを、最大限に活かした人だといえるだろう。ジェーン自身、自伝『森の旅人』の中で語っているように、彼女は、幼い頃から一人でいることが好きだった。この孤独を愛し、孤独に耐える能力なしには、いくら動物行動学に、学問的な興味を抱いていようと、アフリカ・タンザニア奥地の森で、何十年も観察と研究に明け暮れる生活を送ることはできない。

彼女は、小さい頃から野生動物に憧れると同時に、森の中の、俗世とは無縁の生活にも、深い憧憬を抱いていたのである。そうした傾向は、彼女が十代の頃、イエス・キリストに憧れ、自ら殉教者になりたいと夢見たことや、哲学に惹かれたこととも関係しているだろう。彼女は、その後、何十年も活動と生活の場になるゴンベの森との出会いについて、こう語っている。「森の生きものたちに、わたしは完全に心を奪われていた。浮世離れした生活を送るには、そこ以上にふさわしい環境はなかった。存在の意味や自己の役割について瞑想するには完璧な環境だった。（中略）動物や植物、山や川に身をすりよせていけばいくほど、わたしは自己の核心に近づき、あたり全体に遍満する霊的な力を感じとることができるようになっていった」

ジェーンは、草木や自然と対話し、森の霊気を呼吸する喜びに夢中になったのである。そのとき、ジェーンは二十六歳だった。ジェーンが、アフリカの森に求めていたものは、一種宗教的ともいえる、魂の体験だったことがわかる。

彼女には一種の霊的な能力が備わっていたようだ。さにあらずば、どんなに研究熱心でも、警戒心の強い野生のチンパンジーと身近に接し、その行動のニュアンスを隅々まで感じ取ることはできなかっただろう。

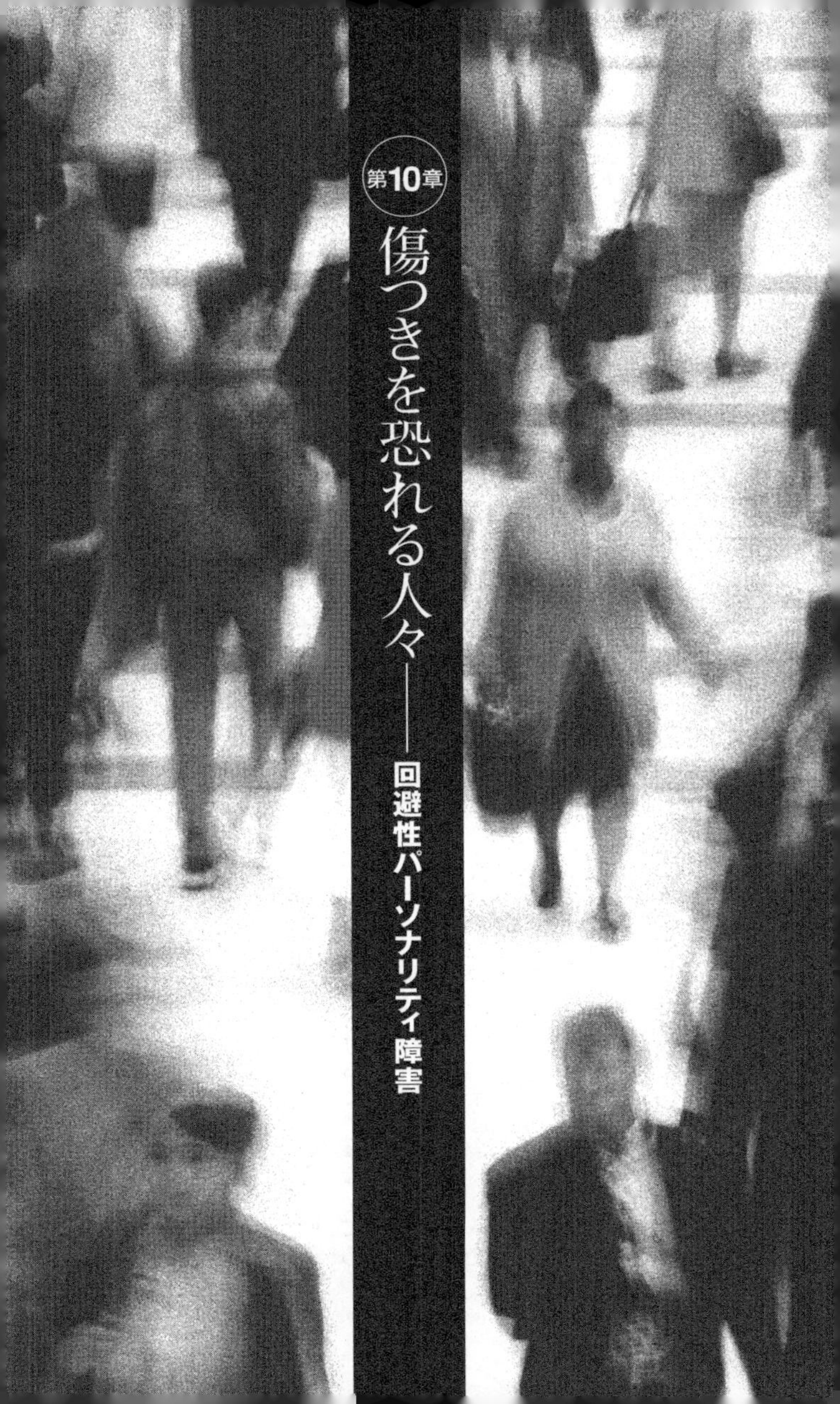

第10章

# 傷つきを恐れる人々——回避性パーソナリティ障害

## 特徴と背景

### 食わず嫌いの人生観

回避性パーソナリティ障害の人の行動の特徴は、失敗や傷つくことを極度に怖れるということである。

自分に自信がなく、失敗するくらいなら、最初からやらないほうがいいと思っている。回避性パーソナリティ障害の問題の本質は、失敗を恐れる余り、試み自体を避けるということにある。そこには、どうせ自分はダメだという思い込みがある。また、失敗したら余計立ち直れないという、傷つきを極度に怖がる気持ちがある。

回避性パーソナリティの人にとって、社会で生きることは、楽しみよりも、苦痛ばかりが強く感じられてしまう。さまざまな体験をし、新しい楽しみを求めることよりも、失敗したり、厭な思いをする危険のほうばかりが心配になってしまう。厭な思いをするくらいなら、何もしないほうがましだという気持ちが、信念のようにしみついているのである。

つまり、回避性パーソナリティの人は、食わず嫌いの人生観に支配されているともいえる。チャレンジ精神というものとは正反対のところで、縮こまってしまっている。

自分に対して、否定的な思いが強く、「どうせ、ダメだ」「どうせ、嫌われる」と思い込ん

## 回避性パーソナリティ障害

社会的制止、不全感、および否定的評価に対する過敏性の広範な様式で、成人期早期までに始まり、種々の状況で明らかになる。以下のうち4つ（またはそれ以上）によって示される。

（1）批判、否認、または拒絶に対する恐怖のために、重要な対人接触のある職業的活動を避ける。
（2）好かれていると確信できなければ、人と関係をもちたいと思わない。
（3）恥をかかされること、またはばかにされることを恐れるために、親密な関係の中でも遠慮を示す。
（4）社会的な状況では、批判されること、または拒絶されることに心がとらわれている。
（5）不全感のために、新しい対人関係状況で制止が起こる。
（6）自分は社会的に不適切である、人間として長所がない、または他の人より劣っていると思っている。
（7）恥ずかしいことになるかもしれないという理由で、個人的な危険をおかすこと、または何か新しい活動にとりかかることに、異常なほど引っ込み思案である。

『DSM-Ⅳ-TR 精神疾患の分類と診断の手引 新訂版』（医学書院）より

でいて、行動する前にやめてしまうのだ。「無理」「無駄」とか、「どうせ」「やっぱり」が合言葉である。自分が無能力で、取柄がなく、失敗する、嫌われるという思い込みに呪縛されているのである。

回避性パーソナリティ障害の一般人口での頻度は、〇・五～一％とされ、精神科通院者の一〇～二五％が該当する。大部分はうつ状態や不安障害が受診の理由である。

### ハリネズミのジレンマ

回避性の人は、自分に自信がないため、何事においても消極的になりがちだ。ことに、対人関係において傷つけられることに敏感だ。傷つけられるくらいなら、一人のほうがましだと思っている。自分から進んで、友達を求めることも余りない。求めてこられると相手をするが、去っていっても追うことはない。それ以上、気持ちを入れ込んで、傷つくことのほうを怖れている。付き合っていても、どこか関係が希薄で、深まらない。

回避性パーソナリティ障害の対人関係の特徴は、本心では人との触れ合いを求めているのだが、自分に自信がなく、自分は、どうせ人に愛してはもらえないと思い込んでいるため、他者から拒絶されたり、否定されたりして傷つくのを怖れて、深い対人関係を避けてしまうことである。

そうした態度が身についてしまっているため、時には、好意を抱いて接近してくる人まで、素っ気なく拒否して、相手を傷つけてしまうこともある。本人には、自分が傷つけられる不安のほうが大きく、相手の好意に注意が届かないのである。あるいは、どうせ自分は嫌われるという思い込みのほうが強すぎて、他人の好意も信じられないのである。

回避性の人は、本当は美人でも、くすんだ印象を与えることが多い。輝きがないのだ。自ら輝きを抑え込んでいるようなところがある。回避性の人は、目立つことを嫌う。注目が自分に集まることを怖れている。それは、自分が、みんなの関心に値しない存在だとか、みんなを失望させるだけだと思い込んでいるためだ。したがって、態度や物腰もおどおどとして、自信と精彩に欠ける。自分から、わざと嫌われるようなことをしてしまう人もいる。

回避性の人は、引きこもりになる場合も少なくない。引きこもりは、職場や学校で、恥をかいたり、貶されたり、失敗をすることがきっかけとなる。あるいは、目立つ立場に立たされたり、責任を与えられることも、回避を強める結果になる。

引きこもりが見られやすいパーソナリティ障害としては、すでに見た自己愛性、シゾイド、そしてこの回避性である。特に長く続く引きこもりでは、後の二者が多い。人間関係を求めているのに、傷つくのが怖くて、学校や社会に出られないのが、回避性の特徴である。

## 誉められなかった子

回避性パーソナリティ障害の人は、しばしば身近にいる自己愛性パーソナリティ障害の人の、ネガのように存在していることがある。華やかで、常に賞賛を求め、スポットライトの中心にいる自己愛性の人が兄弟や家族にいて、その目立たない影のような存在として、ずっと育ってきたというケースが少なくない。

そういう華やかで、成功に満ちた同胞と自分を比べ、自分は劣った存在だという誤った認識を刷り込まれている。

それには、親の本人に対する態度や評価が影響している。親が何らかの理由で、本人に対して、否定的な態度をとってきたことが多い。「誉められたことがほとんどない」という人が多い。意識的、無意識的に、低く評価されてきたことが積み重なっている。自己愛性の人が、いつも誉められて大きくなったのと、対照的である。ほどよさを欠くと、どちらも困った結果になる。

ある二十代後半の青年は、もう八年ほど引きこもった生活を続けていた。生活は昼夜逆転し、お昼過ぎてから起きるのが普通だった。父親は小さな会社を経営し、母親も資格を持った仕事をしていたので、生活に不安はなかったが、現状に満足しているわけではなかった。

だが、何かを始めようと思うと、うまくいかなかったらどうしようという不安のほうが先に立って、行動が起こせなくなるのだ。一人だけいる友人が、せっかく外出に誘ってくれても、前日になると、急に不安で億劫になり、断りの電話を入れてしまう。部屋の模様替えをするのにも、新しい配置がうまくいかなかったらと思って、手がつかない。

相談を受けるようになって、少し意欲が上向きになったある日、こんなエピソードを報告した。パソコンを買い替えようと思って、電気店に行ったが、自分の買おうと思っているのがハズレの商品だったらと思うと怖くなって、それなら買うのをやめようと思って帰ってきたというのである。一歩踏み出しそうで踏み出せない、彼の行動の呪縛は、失敗を極度に恐れていることから由来しているようだった。

すると、彼が、昔のことをいろいろ思い出し始めた。母親から、どんなことでも誉められた記憶がないというのだ。話を聞くと、母親は、とても完璧主義で、義務感の強い人で、できるのが当然だという態度で、息子にも、自分にも臨んできたのだ。彼は、自分の失敗を恐れる気持ちが、いつも、できるのが当然という言い方をされてきたことと関係があることに気づいた。

失敗して学ぶこともあるのでは、という話をして、行動を起こすことを励ました。今度やってきたとき、彼は新しいパソコンで早速作った、グラフィックの作品を携えていた。彼は、CGデザイナーになりたくて、独学で勉強していた時期があったのを、再開したらしい。

母親が訪れたときに、彼との接し方について話をした。その中で、母親は、息子を誉めるということが余りなかったこと、それは、自分の役目を果たすのは当たり前だと考えていたからだと話した。母親は、楽しみよりも義務の履行を優先する律儀な人で、ご自身、うつ状態で治療を受けていた。

それから、青年は徐々に活動性を増し、父親の仕事を手伝うようになった。自分の楽しみにも前より積極的になった。

もう一つのケースは、回避性パーソナリティ障害がこじれて、境界性パーソナリティ障害が加わっているケースである。すべてのパーソナリティ障害では、対応を誤ると、境界性パーソナリティ化しうる。

小柄な、その十九歳の少女は、年齢以上に幼い顔立ちをしていたが、それは、あどけないというより、陰鬱で、愛情をもらえなかった子供の暗さを湛えていた。治療を受けるきっかけは、薬物乱用と不安症状のためだった。これまでに、何度か自殺企図を繰り返しており、一度は、手首の動脈を包丁で傷つけて、大出血したというものだった。

小学校四年のときから、引きこもりが続いていた。彼女は極度に自分に自信がなく、毎日が不安でたまらず、その不安を薬物で紛らわしていた。彼女にとって、生きることは、不安で、苦痛なばかりであり、楽しみを感じることはほとんどなかった。ただ、不安と苦痛から逃れることだけが、彼女をほっとさせた。

少女には、一つ年上の姉と、三つ下の弟がいたが、姉は彼女とは元々対照的な性格で、彼女が内気で大人しいのに対して、姉は明るく活発だった。両親も、元気で成績もよい姉のほうばかりを可愛がり評価して、彼女のほうは、いつも皮肉っぽい目で見られ、全く誉められたこともなかった。

彼女が小学校四年のとき、いじめを受け、不登校になったときも、親は、子供は学校に行くのが仕事だからと登校を迫り、いじめられるのはあなたの性格が暗いからだといって、苦しさをわかってくれなかったという。

少女は、今も強く親の愛情と関心を求めていた。母親に、できれば抱いて一緒に寝てほしいと思っているという。だが、そんなことは、絶対してくれないこともわかっているという。自分の顔を見るのも厭だと、親ははっきりといっているからと。

親の愛情は太陽の光のようなものだ。それに照らされて育った子供は、安心と自信を身につけ、外の強風にも耐えれるように、しっかりと育っていけるが、運悪く照らしてもらえなかった子は、不安と自信欠乏の中で、自分自身さえ支えるのにも苦労することになる。

## トラウマ体験が生む回避

回避という行動パターンが成立するプロセスを考えた場合、直接的な原因となっているのは、何らかのトラウマ体験である。回避性パーソナリティ障害の人は、いじめを受けたり、長期間の受験勉強のような、本人にとって逃げ場のない、苦しい体験をしていることが多い。不快な経験をすれば、人は、意識的、無意識的に、同じ状況を避けるようになる。不快な体験が、一度きりの、思い出すのも厭な体験のこともあるが、耐えられないほどではないが、かなり厭な体験が、長期間にわたって繰り返されていることもある。どちらかというと、後者のほうが多く、両者が入り混じっていることもある。厭なことをじっと耐えながら、頑張っていたところへ、最後の一撃が来たということも多い。

回避性パーソナリティ障害に見られるトラウマ体験として多いのは、学校時代のいじめや人間関係で傷つけられた体験である。同級生、あるいは友達から傷つけられる場合とともに、意外に大人（教師）の対応に傷つけられていることが多い。対人関係で何か問題を抱えていても、大人（教師）が、そのことをわかってくれていると思うだけで、苦痛の度合いがまるで違うのだが、逆の対応をしたり、場当たり的な介入をすると、余計事態をこじらせてしまう。また、余裕のない、子供っぽい性格の大人（教師）自身が、いじめの構造を作り出したり、実際に精神的な虐待を行なっている場合もある。

こうした体験が積み重なると、心の底では、いくら人との関わりを求めていても、人間に対する不信や不安のほうが勝ってしまうのである。

### 頑張らせすぎた子に急増中

こうしたいじめのケースとともに、もう一つ多いパターンは、本人の意志とは無関係に、小さい頃から親の望むことをやらされ続けたことが、強制労働体験のように、一種のトラウマになっているケースである。

こうしたケースでは、やらされてきたこと、努力することに対してアレルギーの状態が生じていて、もう、あんなことはたくさんという思いが、本人の気持ちにしみついている。こうしたケースでは、頑張らされ続けてきた後遺症として、無気力な状態を伴っている。

スチューデント・アパシーと呼ばれるものも、そうした範疇に入るだろう。スチューデント・アパシーは、長い受験勉強から解放された学生に見られる無気力、無感動状態だが、空虚感を伴っていることも指摘される。それは、長い監禁状態から解放された者に、遷延性のうつ状態や引きこもりとともに見られる「もう自由になったはずの今の生活に対する空虚感」と通じるものを思わせる。程度の差はあれ、どちらも慢性外傷の結果生じているという点では、共通しているのである。

スチューデント・アパシーの人では、偉くて立派な父親が多いという。立派すぎる父親というのは、子供にとってありがたた迷惑な存在かもしれない。ことに息子にとっては、飛び越え難いバーであり、いくら努力したところで、到底乗り越えられない壁なのである。大きすぎる父親は、子供の挑戦しようという気持ちを萎縮させる。

そうした家庭では、父親を中心にすべてが回っていることが多い。その子もまた、父親の自己愛の奉仕者として組み込まれ、本人の意志とは無関係に、父の望むことをやらされ、急き立てられ、成功を当然のこととみなされ、失敗する訳にはいかないと常にプレッシャーを感じてきたのである。

近年、回避性パーソナリティ障害とまではいかなくとも、回避性パーソナリティの傾向を持った若者たちが増え、引きこもり青年の急増としてクローズアップされている。回避性の傾向を示す若者とセットでしばしば見られるのは、とても頑張り屋で、努力家の親だ。そうした親は、自分自身、少々つらいことがあっても、自分の務めを果たすために、やり抜いてきたという思いがあり、努力して、与えられた責務を果たすのが人間の務めであるという信念を抱いている。そのため、先のケースにもあるように、子供が弱音を吐くことを許さず、頑張らせるという傾向を生んできたのである。

それは、高度経済成長期に、努力すれば報われるという価値観の中で育った親世代が、それを当然のこととして、子供にも求めてきたという背景が透かし見える。したがって、自身、真面目で、努力家の親ほど、子供を頑張らせすぎてしまい、とことん痛めつけてしまうのである。

## 『飛ぶのが怖い』

引きこもりのケースについてばかり書いたが、念のため付け加えておけば、決して引きこもりと回避性パーソナリティ障害は同じではないし、引きこもらない回避性パーソナリティ障害もたくさんある。回避性パーソナリティ障害について、正しいイメージを持っていただくために、そうしたケースについても触れておきたい。

もうだいぶ前のことになるが、エリカ・ジョングというアメリカの女流作家が、『飛ぶのが怖い』という、センセーショナルな自伝小説を書いてベストセラーになった。精神分析医を二度目の夫に持つイザドーラの、不毛で出口のない性の遍歴の物語が、奔放な文体で語られていく。この一見放埓《ほうらつ》で、自由気ままに見える生き方には、その見かけの大胆さとは裏腹の臆病さが隠されている。

イザドーラは、すばらしい男性と出会って結ばれるのだが、決して心から満たされている訳ではない。彼女は、今の夫との間にも、子供を生みたいとは思わず、疼きのような欲望の捌け口を、危うい火遊びに求める。

愛人の医師エイドリアンは、初対面の女性の前で、平気でおならをする野生児だったが、イザドーラは、洗練や教養とは無縁のエイドリアンに強く惹きつけられる。

エイドリアンは、イザドーラの本質を鋭く看破していう。

「新しい経験をそんなに怖がっていたら、書くための面白い材料がどうして手に入るんだい?」

イザドーラは答える。

「わたしはしょっちゅう新しい経験に飛び込んでばかりいるの。それが困っちゃうの」

だが、エイドリアンは動じない。

「でたらめ。きみはおびえたちっちゃなプリンセスさ。きみをほんとうに変えるような経験、きみがほんとうに書けるような経験をぼくが差し出すと、きみは逃げ出すんだ」

エイドリアンの言葉は、イザドーラの煮え切らない態度に対する恨み節でもあったが、イザドーラの急所を突いていた。彼女は、あんなにも一杯経験しながら、実は、本当の経験から逃げ続けていたのである。この「飛ぶのが怖い」心理は、まさしく、回避性パーソナリティ障害の一つの本質である。

ある二十代後半の女性は、恋人との関係が深まり、結婚の話が出たり、相手の家族に紹介されるようになると、いつも気持ちが急に冷めてしまうことを繰り返していた。ただ恋人として付き合っているときには、本当にすばらしく幸せだったのに、この人と一緒になって、この人の子供を生むのかと思うと、急に不安で窮屈になるのだった。

家族は、うるさく見合いを勧め、本人も途中までは、その気になって進むのだが、自分でも、これ以上の相手はいないと思う男性と、ゴールイン寸前まで付き合ったところで、やっぱり直前になって厭だと言い出した。

事は、恋愛だけでなかった。その女性は、自分に責任を負わされることを、いつも恐れていた。逃げ場がもうないと思うだけで、生き埋めにされるような恐怖を覚えるのだ。留学するといって費用まで払い込んだのに、キャンセルしたこともある。買い物は大騒動で、試着を繰り替えすが、自分では何も決められず、何着もの候補を抱えたまま、疲れ果て、気分が悪くなっていく。

回避性パーソナリティ障害の人は、新しい世界や生活に飛び込んでいくことができずに、決断しないまま、人生の「試着」を繰り返すことがある。あるいは、親密な関係自体を、無意識に避けることもある。セックスレスのカップルには、回避性パーソナリティ障害の人が多いとの報告もある。子供を持つことにも、消極的な人が少なくない。対人関係に消極的な点は、シゾイドパーソナリティ障害と似るが、回避性の人は、本当は対人関係を求めているし、必要としている点が異なる。また、シゾイドパーソナリティ障害のような浮世離れした傾向や、風変わりさもない。

回避性パーソナリティ障害の人の背景には、自分の主体性を大切にされずに育っていることが多く、自分の選択を尊重してもらえなかった体験がよく見出される。

## 接し方のコツ

### 主体性を尊重する

回避性パーソナリティ障害を防ぐために、もっとも大事なことは、本人の主体性、気持ちを尊重するということである。自分の意志とは無関係なことをやらせ、押しつけた挙げ句、「そんなこともできないの？」と貶して、二重の自己否定の呪縛を与えないことである。重い回避のケースで、よく語られる過去に対する思いは、手足を縛られた挙げ句、毎日水の中に放り込まれていたような心の情景だ。ガムテープで口をふさがれていて、助けを求めることさえ許されなかったという気持ちを伴っていることも多い。無感情だったり、無気力なのも、感じないことで自分を守ってきたせいだ。

自らに助けを求める自由も逃げ出す自由もないと思い込んでいることも多く、動けなくなったときには、かなりダメージを受けているのが普通だ。

こうならないためにも、日頃から親ではなく、本人が何を求め、何をやりたいのかということを大事にすることである。同じ試練、困難を乗り越えるにしても、自分の意志で主体的に取り組んだ場合と、厭々強制されてやったのとでは、苦痛やダメージが全然違うことは、いうまでもない。少なくとも、助けを求めたり、逃げ出す自由を与えることが、最悪の状況を防ぐ。

主体性は大切にされることによって、育まれていく。そのためには、周囲が先に何かしろといった口出しをしないことだ。余分なものはできるだけ与えずに、ハングリーな状態に置くことである。

子供が何かしたいというまで、親が先に判断して、やらせたり、手を出さないことだ。楽しみにおいても、そうだ。子供が求めてもいないものを与えたり、欲しがってもいないのに、おやつを出したりするのは、結局、子供の求める力を弱らせてしまう。腹が減ったら、食い物を探し出して、つまみ食いするくらいのほうが、余程、子供のサバイバル能力を高めてやれる。

本人が意思表示をするのを待つことが重要になる。本人の意思表示が、周囲にとって期待はずれのものであっても、それを尊重することである。

例えば、習い事をしていた子供が、あるとき、やめたいと言い出したとしよう。親は、せっかくこれまで頑張ってきたのだから、もう少し頑張ったらというだろう。だが、子供がそうした意思表示をしたとき、親は子供の心によく耳を傾けてみる必要がある。

よく話し合った上で、本人がそうすることを本当に望んでいるのなら、本人に人生の決定権を委ねてやるべきだろう。本人に主体性を持たせ、自分の人生に決定権と責任を求めていくことが、結局、回避の長期化というデッドロックに乗り上げることを防ぎ、自立へと向かわせるのである。

## 回避の慢性化、全般化を防ぐ

次に、回避が入口の段階にある場合の予防的な心得を述べたい。初期の回避反応が、全般化、慢性化して、回避性パーソナリティ障害に発展したり、引きこもりとして固定化してしまうのを、いかに防ぐかということである。

先にも述べたように、回避はトラウマ体験や持続的なストレスに対する反応として出てくる。ある意味で、それは、自分を守るための自然な行動なのである。それが、何年も長引いてしまうのは、蒙った心のダメージがそれだけ重かったり、長期にわたっていたことが一つにはあるだろうが、回避を遷延化させるいくつかの要因を通常伴っている。

多くの回避行動は、一時的に休養させ、ストレス源から離してやることで、自然の回復力が働き、元に戻る。だから、周囲は過剰反応せずに、まず休ませることが第一である。ここで無理に頑張らせると、そのときはどうにか切り抜けられても、後で大きなツケが回ってくることになる。極限まで頑張らせた場合、糸が切れてしまったとき、つなぎ直すのが非常に困難になる。

もう絶対厭だという、メーターを振り切った状態になる前に、ほどよく糸を緩めてやることが、大きな破綻を防ぐことになるし、長続きすることにつながる。また、疲れたときは休めばいいのだということを教えることは、頑張ることだけを教えるよりも、ゆとりを持って人生を楽しむ術を授けることになる。それは、生涯にわたって本人を守ることになる。

ところが、ここで本人に何とか頑張らせようと、無理強いし、痛めつけてしまうと、ダメージはどんどん大きくなり、回避を全般化させたり慢性化させることになる。そうなってしまうと修復が容易ではなくなる。回避は、ストレスや傷つきに対する自然な反応だと受け止める余裕が大切だ。

ただし、長期化してしまった回避の場合、この原則は通用しない。その点については、後で述べる。

回避の問題において注意を要する点は、それが飛び火して、全般化しやすいということである。一つのことに躓き、自信をなくしたり、傷つけられる体験をすると、跳ね除ける力がない者ほど、すべてがダメになったように思ってしまい、すべてを回避してしまうようになるのだ。それが、引きこもりである。

したがって、動けなくなってしまうのを予防する上で、回避が全般化しないように配慮することが大切である。つまり、誰かとうまくいかなくても、別の誰かに受け止められ、居場所を見つけることができればいいのであり、また、何かで失敗しても、他にうまくいくことを見つければいいのである。そういう逃げ場を用意したり、それだけが選択肢ではないと教える余裕の眼差しが、結局、本人の力みや追い詰められ感を和らげ、復活につながるのだ。

学校にしろ、仕事にしろ、それを絶対の選択肢と思わないことだ。人生は自由だし、いくらでも選択肢はあるのだと、本人を解放してあげることが、長い目で見て、力を引き出すのである。

## 義務を説いても動かない

引きこもりが長引いている回避性パーソナリティ障害の若者の場合、義務感の強い強迫性パーソナリティの親に睨まれて、射すくめられているということがよくある。強迫性パーソナリティの人は、義務感、責任感が強く、例えば、子供は学校に行くのが仕事で、どんなことがあろうと、自分の仕事を果たすべきだと思い込んでいる。そうした親には、子供が学校に行かないことが理解できない。それは、ただ義務を怠っているとしか思えない。

回避性の人は、こうすべきだという、親の強い義務感のプレッシャーを感じ続けてきている。強迫性パーソナリティの親は、自分の義務を果たすのは当たり前、これぐらいできて当たり前と思っているので、先の目標ばかりを見て、子供の気持ちを余り顧みることもない。子供のほうも、何をいっても無駄なので、自分の意思表示をずっと抑えてきていることが多い。気持ちを聞いてもらえず、義務を果たすことだけは求められるという中で、子供はくたびれ果て、ある日、動けなくなる。それは、子供の初めての意思表示であり、長年の蓄積疲労で、背骨を痛めてしまったようなものだから、すぐには回復しない。その日が、早い段階で来ることもあれば、大学生や社会人になってから来ることもある。出てくるのが遅い分だけ、手間取りやすい。

今さら、義務を説こうが、もう聞き飽きたと思われるだけで、びくともしない。

本人の意志に委ねて、自ら動き出すのを待つのが、最良の結果を生むことが多い。待っていても、周囲のほうが気持ちの中で急いでいては、それが見えないプレッシャーとなって伝わりやすい。本当の意味で、本人に主導権を手渡すことが必要なのである。そのためにも、周囲の者は、本人のことにかかりきりになったり、一喜一憂せず、本人を信じるというところでつながり、むしろ、自分自身のことに精を出すようにしたほうがいい。そうすることで、周囲の者の気持ちに余裕が生まれたほうが、本人にも変化が起こりやすいのである。

### 否定的な言い方は禁物

回避性パーソナリティ障害の人は、他人からの否定的な意見を少しでも聞くと、それで、すべてが台無しになった気持ちになり、新しい試みをしようという勇気を、すっかり失ってしまう。散々、否定的なことをいわれ続けてきたので、その言葉を連想する一言で、何十年分かの否定の歴史が蘇ってしまうのである。「やっぱり、あなたは」とか、「どうして、できないの?」といった言い回しも、禁句である。

肯定的な言い方で、根気よく接し続けることが、ポイントである。

びくとも動かないような、全く無気力な子供でも大人でも、上手にやる気を出させて、動かしてしまう人がいる。こういう人の接し方を見ていると、その人のいいところを見つけ出すのがうまいのだ。それも、本人自身が気づいていなかったり、大したことと評価していないような長所を見つけ出して、そこを誉め、積もり積もった挫折感や劣等感の中から救い出すのだ。あるいは、本当は本人がやりたいと思っているけど、諦めてしまっていることに、もう一度命を吹き込むのだ。

## 無気力の温床を打ち破るには

こじらせてしまったり、引きこもりが長引いているような回避性パーソナリティ障害の場合は、そのまま様子を見ていても、変化が難しいことが少なくない。四十歳、五十歳まで続いてしまうこともある。

その場合、風穴を開ける試みも必要になるだろう。風穴を開けて、新しい風を注ぎ込むのである。そのために必要なのは、新しい風を取り入れる窓であり、あるいは、風を運んできてくれる媒介者である。第三者の力を借りるということは、この点で一つの選択肢になりうる。

大切なのは、失敗したり躓いたところにこだわらないということである。気持ちをいったん白紙に戻して、一から始め直すつもりになるほうがうまくいく。今まで、本人がやってきたことや、周囲がかけてきた期待というものに無理があったのだと認め、同じ過ちを繰り返さないことである。もし本人が望んでいることや、やりたいと思っていることがあれば、それが突破口になることもある。

目先を変えて、やりたいことをやってみるというのが、原則である。そして、うまくいかなかったら、また考える。のんびりかまえたスタンスが、結局はプラスに働く。

## 克服のポイント

### 失敗を恐れない

回避性パーソナリティ障害の人は、失敗することを恐れる余り、動きがとれなくなっている。行動することによって起こる不愉快さや不安の連想のほうが、その人を圧倒してしまうのである。

ある患者さんがこんなエピソードを話してくれたことがある。

公園に出かけたらサルの檻があった。中を覗くと、可愛い小ザルがいた。たまたまバナナを持っていたので、バナナを上げた。ところが、うちに帰ってから、消化不良でも起こしていないか心配になってきた。子ザルが死んでしまったらどうしようとも思う。こんなに心配するのなら、最初からバナナなんか上げなければよかったのにと思ったという。

この女性の場合は、うまくできなかったらという恐怖から、家事も外出もままならなくなっていたのだが、だいぶよくなって、一人でも行動できるようになったときに、この話をしてくれたのだ。

彼女は、失敗することの恐怖から、決断したり、行動することを避けていた。その一方で、自分が何もしないで、段々年を取っていくことの空しさや不安にも苦しんでいた。

確かに、子ザルにバナナを上げれば、確率は小さいかもしれないが、消化不良で死んでしまうという危険もあるだろう。彼女にとっては、その危険が少しでもあるということだけで、行動が後悔につながり、次の行動を抑えてしまうのである。

余計なことをして、死んでしまうような重大なことになるくらいなら、何もしないほうがましだと思ってしまう。それで、必要最小限のことだけすることになるという。旅行にいくことも、コンサートにいくことも、途中で事故に遭う危険や、さまざまな面倒事を想像してやめてしまう。

だが、果たして何もしないでじっとしているのが、安全で、苦痛が少ないだろうか。

実際は、そんなことはない。行動しないことは、人間が持っている能力を弱らせ、抵抗力を失わせ、むしろ病気や死の危険性を高めていく。

決断も行動もしないことで、失敗を防げるだろうか。

そんなことはない。決断も行動もしないことで、失敗から学ぶチャンスさえも失われていくのだ。それは、もっとも大きな失敗を犯すことである。

「何もしないで年を取っていくよりも、失敗でもいいから、何かしたほうがいいと思いませんか」と、その女性に尋ねてみた。その女性は、「でも、やっぱり、死ぬような失敗は困ります」と答えた。

「子ザルは、実は栄養失調で、あなたが上げたバナナによって、死なずにすんだかもしれないでしょう？」と、私がいうと、女性はようやくほっとした顔をした。

座して死を待つのも、一つの道ではあろうが、足が立たなくなる前に、動いてみるというのも、一つの道である。どちらの人生を選ぶかは、本人次第である。

動いてみれば、自分を縛っていたのは、実は自分自身の動けないという思い込みだったことに気づくだろう。

## 守りすぎることの弊害

いったん回避の砦ができ上がると、そこから外界に再び出ていくことは、なかなか難事である。シェルターのような、ある種の居心地よさがあると、回避はさらに長引きやすい。私自身、大学の講義にも出ずに、友人からも忘れられて、二年ほど引きこもったことがあるので、そうした深みにはまったときの、身動きできない感じは、身にしみている。

肝心なことほど後回しにし、どうでもいいことで時間を潰して、問題自体が存在することを忘れようとしていた。自分が望んで入った学校のはずなのに、授業に出るのが、厭で厭でたまらないのだ。興味がない訳ではないのだが、今までのように、頑張れないのだ。もう、どうでもいいやという気持ちになったり、自分が挫折しかかっていることを、正当化する屁理屈をこねたり、アルコールで神経を麻痺させたりして、無為に時間を過ごしているうちに、浦島太郎のような状態になって、ますます出ていくのが億劫になるという悪循環だった。

そうした回避の落とし穴から、脱出するのに、結局どうしたかと考えてみると、いろいろな要素が絡んではいたが、とどのつまり、何が一番ポイントだったかといえば、必要に迫られて、背に腹は代えられずというのが、大きかったように思う。

留年したとき、奨学金も仕送りもストップして、仕方なくバイトをしなければならなかったが、あのバイトが、外の世界とのつながりを辛うじて保たせ、生きるという原点に戻らせることにもつながった。もしあのとき、潤沢な仕送りに守られすぎていたら、あと十年くらい、砦の中での生活を続けていたかもしれない。

そこに、引きこもりという問題の、もう一つの側面がある。引きこもりは、それを可能にする環境があって初めてできるということである。引きこもりは、ある意味で、それを許容する豊かさの副産物でもあるのだ。食い物も金もなくては、呑気に引きこもってなどいられない。逆に、人と接触しなくても、衣食住も娯楽も容易に調達できる現代は、引きこもりにとって格好の温床といえる。

実際、守ってくれるものがなくなったら、動き出したというケースは、少なくない。長年引きこもっていた青年が、その子のことをずっと心配していた律儀な父親が、突然亡くなると、その年のうちに仕事を始め、以来、ずっと仕事を続けているというケースもある。必要は発明の母なりというが、人間とは、まことに不思議なものだ。

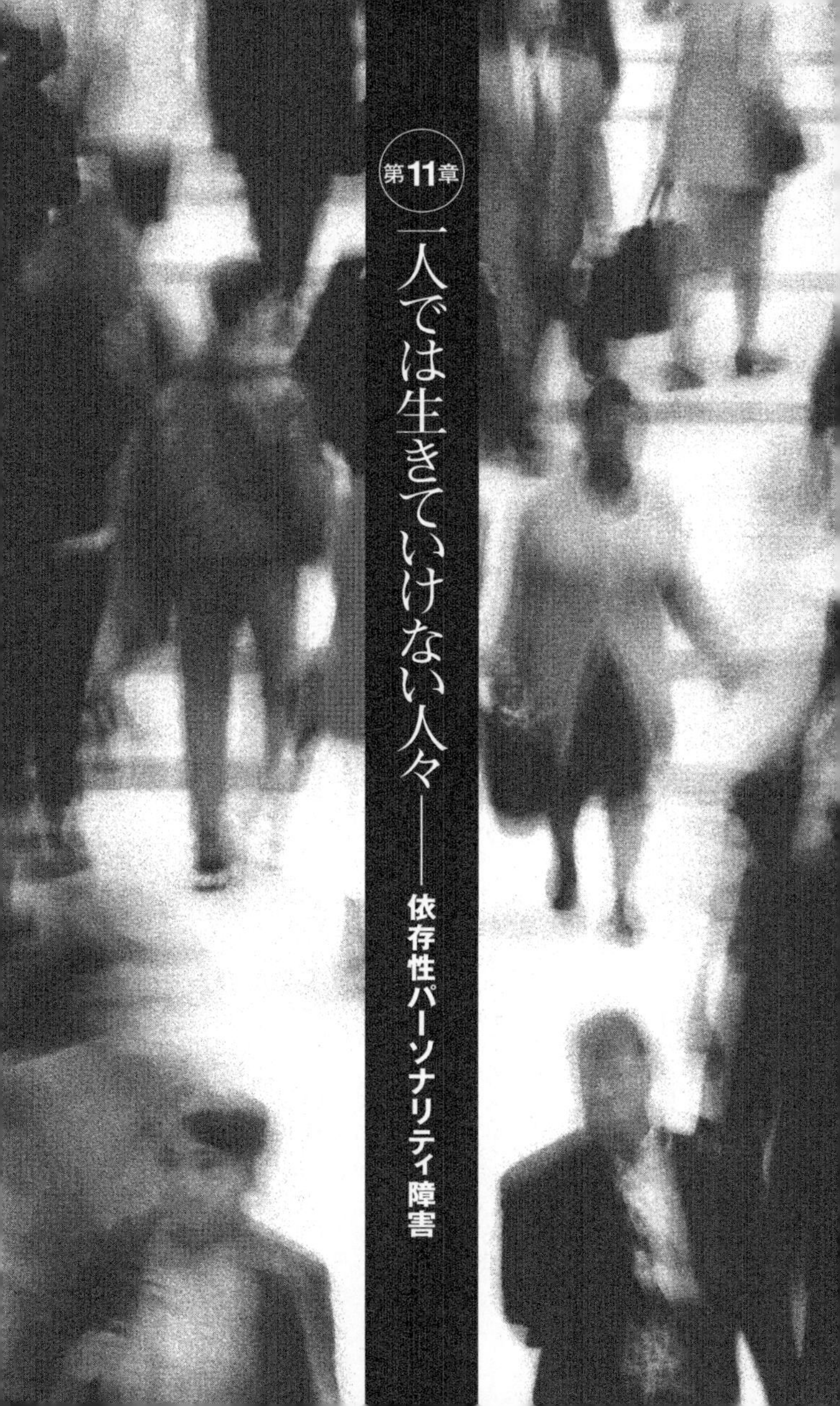

# 第11章

# 一人では生きていけない人々

## ——依存性パーソナリティ障害

特徴と背景

## 赤ん坊型と献身型

依存性パーソナリティ障害の特徴は、自分の主体性を放棄し、他者に委ねてしまっていることである。依存性パーソナリティ障害の人は、自分で決めることが苦手である。些細な決定も、親やパートナーや友人に頼ってしまう。また一人が苦手で、いつも誰かといないと、不安になったり、空虚に感じ、自分を紛らわすことができない。

依存性パーソナリティの人は、自己主張を抑えてしまう。相手とケンカしたり、嫌われるのを怖れて、相手に合わせてしまうのだ。自分の気持ちをいわずに、我慢しているうちに、本当は自分が何を望んでいるのか、自分がどういう人物なのか、自分でもわからなくなっていることも多い。そのため、余計周囲の人に左右されたり、流されやすい傾向がある。依存性パーソナリティの人は、自分の意志や気持ちではなく、周囲の状況に合わせて、人生を決定してしまうのである。

依存性パーソナリティ障害には、その症状の程度により大きな差があり、一見すると、全く正反対のものに見える場合がある。

一つは「赤ん坊型」とでもいうべきタイプで、受動的な依存が目立つものである。日常生活

## 依存性パーソナリティ障害

面倒をみてもらいたいという広範で過剰な欲求があり、そのために従属的でしがみつく行動をとり、分離に対する不安を感じる。成人期早期までに始まり、種々の状況で明らかになる。以下のうち５つ（またはそれ以上）によって示される。

(1) 日常のことを決めるにも、他の人たちからのありあまるほどの助言と保証がなければできない。
(2) 自分の生活のほとんどの主要な領域で、他人に責任をとってもらうことを必要とする。
(3) 支持または是認を失うことを恐れるために、他人の意見に反対を表明することが困難である。
注：懲罰に対する現実的な恐怖は含めないこと
(4) 自分自身の考えで計画を始めたり、または物事を行うことが困難である（動機または気力が欠如しているというより、むしろ判断または能力に自信がないためである）。
(5) 他人からの愛育および支持を得るために、不快なことまで自分から進んでするほどやりすぎてしまう。
(6) 自分の面倒をみることができないという誇張された恐怖のために、１人になると不安、または無力感を感じる。
(7) １つの親密な関係が終わったときに、自分を世話し支えてくれる基になる別の関係を必死で求める。
(8) 自分が１人残されて、自分で自分の面倒をみることになるという恐怖に、非現実的なまでにとらわれている。

『DSM-Ⅳ-TR 精神疾患の分類と診断の手引 新訂版』（医学書院）より

能力自体が低下していることが多く、何から何まで、親やパートナーに頼り、親やパートナーが、家政婦やヘルパーの役目から外界とのスポークスマンや代理人の役割を務めている。パニック障害やうつ病、身体疾患の合併症などを抱えていることも多い。

もう一つは、「献身型」とでも呼ぶべきタイプで、能動的な依存を示すものである。日常生活能力には、問題がなく、むしろ、活動的だったりするが、自分で主体的に生きていくことを求められると不安を感じ、リーダーシップをとってくれる人を求めようとする。

よきパートナーやリーダーに恵まれると、いい方向に力を発揮できるが、頼る相手を間違えると、不幸な結果になる。

このタイプの人は、相手を間違えたとわかっても、自分からはなかなか関係を清算できない。そのため、遊び人で暴力的な亭主や口ばっかりで行動の伴わない彼氏のために、自己犠牲的な献身を捧げたり、カルトや新興宗教にのめり込んだりしやすい。利用されてしまいやすいのも、このタイプの人である。

十八歳のある少女は、覚醒剤のフラッシュバックのため、医療施設に送られてきた。色白の美しい少女は、無口で、大人しく、何をいってもにこっと笑っている、非行少女らしくない非行少女だった。スタッフの指導にも、はいと素直に頷きながら耳を傾けている。規則違反をする訳でもない。だが、この大人しい少女には、一つ問題があった。

それは、自分の気持ちがいえないということである。自分の気持ちを表現するのが苦手で、余り実感のない言葉しか出てこない。面接をしていても、暖簾に腕押しで、本当は何を感じているかが曖昧だった。

家族との面会場面では、その傾向が顕著になった。元気のいい父親や兄弟が、一方的に喋っているのを、彼女はただ笑いながら聞いている。あるいは、父親が覚醒剤の売人でもある彼氏との関係を断ち切るように説教するのを、その場では、はいと頷きながら聞いている。だが、面会があるたびに、フラッシュバックが起きて、不安定になる。

自分の気持ちを話すように励まし、徐々に彼氏にまだ未練があることを打ち明けるようになるが、家族に対する気持ちとの間で、揺れ続ける。

彼女は、男兄弟の中の一人娘として、溺愛されて育った。父親の強い主導権のもと、彼女はお人形さんのように可愛がられたが、気持ちを受け止めてもらう機会は、ほとんどなかった。親は何もいわないでも、彼女の欲しいものを察して、満たしてくれた。

しかし、友達や先輩から、遊びの誘いがかかるようになると、断れずに、仲間に加わるようになる。生意気だと、暴力を振るわれたりもしたが、それでも、関係を断ち切ることはできなかった。

そんなとき庇ってくれたのが、彼氏だった。彼氏は覚醒剤の売人で、自らも覚醒剤を使っていて、彼女にも打った。怖いと思ったが、強く拒みもせず使用しているうちに、もう覚醒剤なしではいられない体になっていた。

中流階級の子女が、突然、非行に走り始めるようなケースでは、彼女のように、依存性パーソナリティ障害が隠れていることがある。

## 一人が苦手

依存性パーソナリティ障害の人は、一人が苦手で、いつも一緒に時間を過ごす相手を求めてしまう。孤独になると、すべてがつまらなく思え、空虚に感じて、つい電話をかけて友人を呼び出したり、喋ることで自分を紛らわすのだ。

その人なしでは、生きていけないと思っているのに、実際、別れてしまうと、すぐに新しい恋人とくっついたりする。依存性の人は、孤独が苦手で、代わりに自分を支えてくれる人に頼ってしまうのである。しかも、恋人の選択は、誰でもいいから自分に優しくしてくれる人という、甘い基準になりやすく、本人には不釣り合いな相手を選ぶことも多い。だが、本人は相手に依存しているので、そうしたバランスの悪さにも気づきにくい。

先のケースでも、明らかに自分に対して害をなし、利用しているだけの男に、しがみつこうとし続けていた。依存性パーソナリティ障害の人は、別れるのが苦手なのである。

ひどい暴力を振るわれたり、売春をさせられたりしても、男にくっついていたり、アルコール依存症でＤＶの夫と別れられなかったりする女性は、依存性パーソナリティの人に多い。ひどい扱いを受けても、関係を続けようとするのが、このパーソナリティ障害の特徴なのである。

こうしたパーソナリティのため、反社会性パーソナリティや自己愛性パーソナリティの人から、都合よく利用され、搾取を受けやすいのである。

## ノーといえない人

このタイプの人は、人から頼まれたり、頼られると断るのが苦手である。そうした要求に対して、はっきり拒否するということができない。なぜ、ノーといえないのだろうか。その心理の背景には、その人自身が、人に頼らないと生きていけないと思っていることがある。拒否すると、自分が見放されたり、嫌われるのではないかと思ってしまうのだ。人に悪く思われるのを極度に恐れる余り、断る正当な理由があっても、断ることが怖いのである。そうした他人に対する態度が、深く身についてしまっているため、誰に対しても、はっきりと断るということができない。自分に不利益とわかっていても、つい相手の頼みを飲んだり、相手に合わせてしまう。

こうした他者に対する態度は、思いもかけない方向に巻き込まれたり、他者に都合よく利用される原因になる。

依存性パーソナリティ障害の人は、自信を持って、はっきりとした態度をとる人に対して、心理的に屈服し、畏怖を感じ、一見確固とした存在にうまく利用されてしまうこともある。

自分に自信がなく、周囲の評価に振り回されてしまう。誉められたことよりも、貶されたことばかりをよく覚えていて、やっぱり自分は劣っているという思い込みが強い。自分に対する評価が低いという点では、回避性パーソナリティ障害と共通するが、依存性パーソナリティの人は、それでも他人に執着し、必死にしがみつく点が大きく異なっている。

こうした傾向は、親との関係に由来している。このタイプの人の成育史を見ると、過保護で、支配的な親に育てられていることが多い。ちょっとでも困っているとすぐに手助けしたり、親が一番「正しい」と思うことを、子供の気持ちに関係なく、知らず知らず強制している。主体性を奪われ、親の強い支配のもとで育っているという点では、回避性パーソナリティ障害と共通するし、次に出てくる強迫性パーソナリティ障害とも同じである。そのうち、親に忠実すぎたのが強迫性パーソナリティであり、親に潰されたのが回避性パーソナリティであり、親に頼りすぎたのが依存性パーソナリティである。

当然、この三者は、いろんな組み合わせで、並存することになる。

依存性パーソナリティ障害に話を戻すと、親のほうは、子供の考えは未熟なので、親が代わりに答えを出してやるのが賢明な策だと思っている。そうした子供時代を過ごすうちに、子供は、すぐに判断を親に求めたり、親の顔色を見るようになる。ちょっとでも行き詰まると「できない」と思って、人に頼るようになる。自分で主体的に判断し、行動する能力自体が育たないのだ。

それが嵩じると、ごく簡単なことも、自分で判断できず、一々親の同意を求めたり、最初から親に代行してもらう。本人も、次第に、自分には能力がなく、一人ではできないと思い込んでしまう。自分の気持ちよりも、周囲の意志や評価を過度に気にするようになる。依存の対象は、親から、恋人や配偶者、さらには我が子へと移り変わるが、周囲の誰かに常に頼らないといられない、弱い人格を作ってしまう。

進路や結婚といったことにも、親の意見に逆らえない一方で、隠れた怒りをうちに抑え込んでいる。その怒りが、途中から思わぬ形で爆発したり、無気力な状態を引き起こすこともある。

先の例にもあったが、このタイプは非行少年にも意外に多い。小学校までは、支配的な親の言いなりになっていて、良い子だったのが、親のほうが離婚問題などで揺れ、子供の気持ちを顧みるゆとりがなくなると、親の代わりに気持ちを受け止めてくれる対象を求めて、巷にさ迷い出すのである。こうした依存型の非行は、自分の意志・判断で行動するというところが弱いため、周囲の状況次第で、どんどんエスカレートしていく。

一人でいるときは、大人しい気弱な少年なのだが、周囲に悪友がいると、すぐに引きずられてしまう。自分の主体的な考えや意志というものが、全く育っていないためだ。主体的に行動している者の取り巻きになることで、間接的に自己主張する。ツッパリの先輩は、彼にとっては憧れの対象である。それに付き従うことで、偉くなったような錯覚を覚えるのである。

このタイプの少年にとって、非行は、親の呪縛からの自立をめざす動きとも解せるのだが、自立ではなく、形を変えた依存が生じているだけなのである。その点が改善されない限り、警察の世話になっても、親に尻拭いをしてもらうだけで、ほとぼりが冷めたら、また同じことを繰り返してしまうのである。

薬物やアルコールにも耽溺しやすく、なかなか抜け出せない。それも、自分の意志が貧弱なためだ。

## 『ギルバート・グレイプ』無気力な母に縛られた子

十数年前に、『ギルバート・グレイプ』という映画が話題になった。家のドアから出れないほどに肥満した母親と知的障害を持つ弟と暮らすギルバート・グレイプという青年をジョニー・デップが含蓄深く演じ、弟役を、『タイタニック』で一躍大スターになったレオナルド・ディカプリオが好演した。ギルバート青年は、絶えず問題を引き起こす弟と、自分では何もできない母親の世話のために、一日中奔走している。彼は、二人の家族に縛られて、自分の街から出たこともないのである。

母親の依存性は、いうまでもないが、実はギルバート自身も、家族への献身という口実のもとに、いつのまにか自分の行動を縛ってしまっているのである。こういう状況は、依存性パー

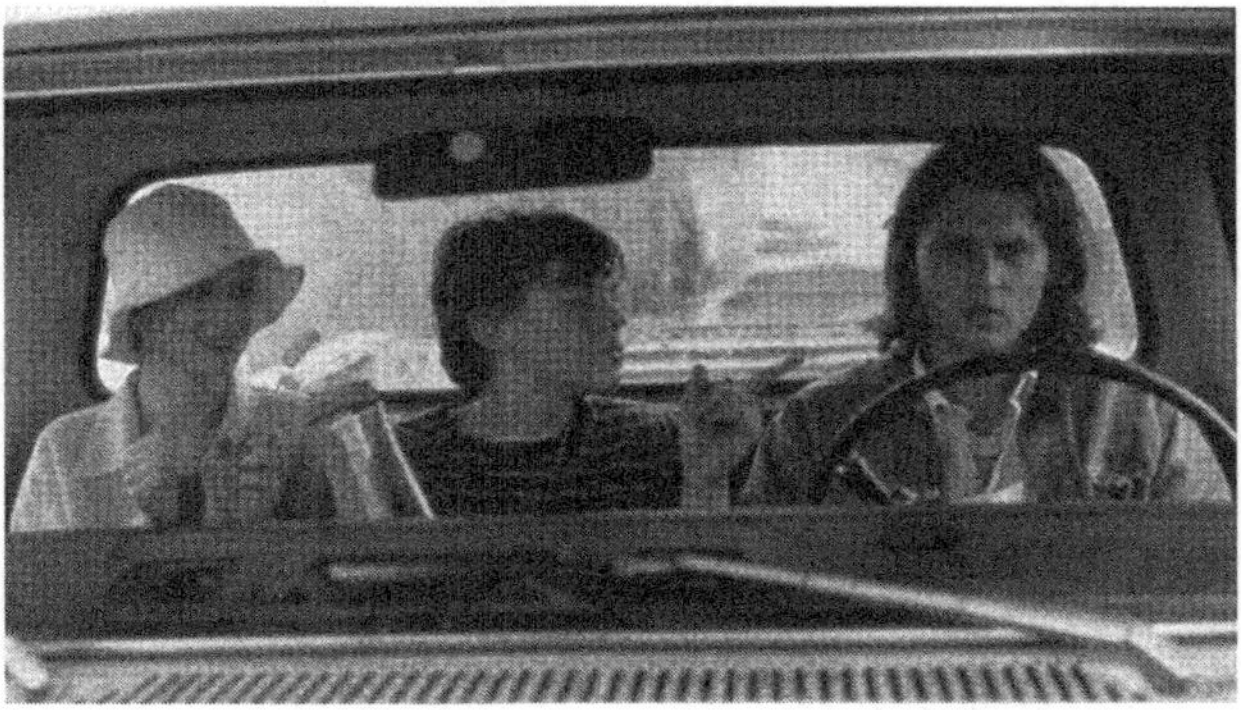

『ギルバート・グレイプ』ラッセ・ハルストレム監督 1993年
（アスミック・エース エンタテインメント）

ソナリティ障害の人には、よく見られる。

夫がアルコール依存症やギャンブル中毒で、稼いだ収入を片っ端から酒や博打に注ぎ込んでしまうのだが、そうした夫に治療を受けさせるでもなく、仕方がないと諦めて、ひたすら自己犠牲的に、身を粉にして働いているという女性は少なくない。

実は、その女性の献身は、皮肉にも、夫の甘えを生み、夫の立ち直りを阻害しているのである。いったん突き放し、自己責任を取らせる態度が、行動を変化させるのだが、そうすることは、彼女にはできないのだ。夫への献身という状況を変えることが、彼女には不安なのだ。それは、彼女が気持ちの上で夫に頼っているともいえるし、夫の反発が怖いという思いもある。こうするしかないのだという思い込みに縛られているのである。

依存性パーソナリティ障害の人は、献身という魔力に自分を縛りつけてしまいやすい。それは、親の自己愛に仕えた状況を、また別の人との関係において再現、反復しているのである。

『ギルバート・グレイプ』のラストで、主人公の青年は、自分を縛りつけていた家を亡くなった母親と一緒に、燃やしてしまう。それは、傷ましい結末ではあったが、依存という桎梏《しっこく》からの解放がもたらすカタルシスと悲しみを、よく表現している。依存性パーソナリティ障害において、依存から自立へ向かうことは、不安、罪悪感、喪失感といったいくつもの気持ちが渦巻く、勇気のいる行為なのである。

## 接し方のコツ

### 代理人にならない

依存性パーソナリティ障害の人は、人に判断を求めたり、対人的な折衝を他者に代行してもらおうとする。だが、そうした代理行為は、本人の判断したり、臨機応変に対処する能力をますます低下させ、依存を強める結果になる。こうした傾向に気づいたときは、できるだけ早い段階で、失敗してもいいから、自分で判断したり、折衝するようにしむけることが重要である。

実際は、本人がその気になれば、何とか対処することも、自分で決めることもできるのである。

骨董品や美術品の目利きになるには、身銭を切って買えといわれるように、何事も、自分がリスクを払って行なってこそ、上達もあるのだ。対人関係で失敗したくなければ、早いうちに失敗を経験することだ。

依存性パーソナリティの人は、これまで、そうした訓練を避けてきたため、そうしたことに経験不足になっているのだから、自分で決断するという訓練を積むことが、何よりもの解決につながるのである。

せっかくの練習の機会を邪魔しないように、周囲の者は気をつけなければならない。依存性パーソナリティでは、親切や助けは、親切にも助けにもならないのである。一人でやり抜く体験を積むことが、自信の回復にもつながっていくのだが、周囲の者の不安が、本人の自主性を封じ込めていることも少なくないのである。リスクを避けないで、むしろ受け入れるくらいの度量が大切である。

**答えをいわないアプローチ**

また、依存性パーソナリティ障害の人は、すぐに答えを求めたがる。「結局、どうしたらいいの？」と、正解を欲しがるのである。その路線に乗って、答えを教えてあげ始めると、自分で答えを考えることを次第にやめてしまい、何か困ったことがあると、すぐ答えを他人に頼るようになってしまう。

答えをいわないアプローチに徹することが、本人を鍛えていくのである。

もし身近な人が、依存性パーソナリティの傾向を持っているとしたら、できるだけ本人の気持ちを聞くことである。言葉に出して気持ちをいうような習慣をつけることである。口に出していうことによって、思考はより明確になり、自分の気持ちをはっきりとさせられる。

そうすることが、結局、人生の判断を誤らせない、一番いい方法なのである。

このパーソナリティの人は、自分の気持ちをいうと、それが、相手の意見と異なっていたりすれば、嫌われたり、対立したりするのではないかと、怖れを抱いている。だから、こちらの意見と違う意見をいえたときは、特に誉めてあげよう。

逆に、素直でないといってへこましたりすれば、せっかく芽を出した自己主張が、また踏み潰されてしまう。

## 克服のポイント

### 自分に人生を取り戻す

ある四十代の女性は、二十年以上宗教活動に献身していた。彼女の生活は、宗教団体の活動を中心に回っていた。家事や夫、子供の世話よりも、宗教活動が優先された。月々の生活費を、夫に内緒でこっそり切り詰めては、捻出した数十万のお金を、毎年教団に献金してきた。宗教こそ、彼女にとってはもっとも大事なものであったのだ。夫は、本末転倒ではないかと、異を唱えることもあったが、彼女が耳を貸さないので、そのうち諦めて、自分の仕事に没頭するようになった。

そうした考えに、疑問が芽生え始めたのは、宗教活動の疲労が重なって、時々不安定になり始めてからだった。さらに、子宮ガンであることがわかり、手術を受けた頃から、彼女は自分の人生が、これでよかったのかと、考え始めた。一緒に信仰を共にしてきた者は、いっそうの献身を求めてくるが、彼女は、自分の空虚が、もはや宗教的な献身では、癒されないことに気づいた。

さらに、母親の冷たい態度が、改めて彼女に、自分が宗教に救いを求めるようになった経緯を思い出させた。そもそも、彼女が宗教を求めたきっかけは、母親との関係にあった。母親は、二つ年上の姉のほうばかりを可愛がり、彼女にはとても冷淡だった。

父親は地元では名の知れた名士で、母親は世間体ばかりを気にして生活していた。彼女はいつも、母親の顔色をうかがいながら、母親のいう通りに生活してきた。夫を選んだのも母親で、そのため、彼女は夫に対して、心からの愛情を感じられず、結婚生活に不満を抱えていた。そうした気持ちが背景にあって、次第に宗教活動に、のめり込んでいった自分を、ありありと振り返ったのである。

彼女は、いつも母親の機嫌や顔色に振り回されてきたことを回想した。そして、母親の気に入るように行動してきた自分に気づいた。母親に厭味をいわれたり、不機嫌な顔をされるのが厭で、自分の我を殺してきたのだ。

それと同時に、宗教活動をしながらも、彼女はいつも、自分の本心よりも、周囲の顔色や拒否されるかもしれないという不安のほうに従って、行動してきたことを知った。彼女は、こうした人生を死ぬまで続けるのは厭だと思った。自分の手に人生を取り戻したいと思ったのだ。

彼女は、母親が持ちかけたきた無理難題を、はっきり拒否した。母親に、厭といったのは、ほとんど初めてのことだった。同時に、彼女は長年加わってきた宗教活動に距離を置くようになった。教団の者から、活動に加わるようにいわれても、はっきりと断った。

今まで宗教活動に費やしていた時間を、自分や家族とのことに費やすようになった。夫が、自分のわがままを黙って許してくれていたこと、病気になったとき、自分を支えてくれたことに、深い感謝を覚えるようになった。母親にさせられた結婚という押し隠した反発が薄らぎ、夫自身に向かい合ってこなかった自分もいけなかったと思うようになった。彼女は、結婚以来一度も感じたことのなかった幸福を感じるようになった。

## 自分の気持ちを口に出す習慣を

依存性パーソナリティ障害の人は、つい自分の気持ちを抑えてしまいがちである。自分の意見をいったり、主張することを控えて長年暮らしているので、いつのまにか、自己主張する能力自体が退化してしまったり、自分の考えや気持ちというものが、曖昧になったり、薄まってしまっていることが多い。

そうなると、誰かのそばについていて、その人のいう通りに生きていくしかなくなってしまう。それでは、自分の人生であって、自分の人生でなくなってしまう。日頃から自分の気持ちを口に出していう習慣をつけよう。「どっちでもいい」「同じでいい」「あなたが決めて」という態度はやめて、一つ一つ自分の心に訊ねて、本当は何をほしいと思っているかを明確にし、自分で決めるのだ。それが、人生の大きな場面にあっても、決断できる力を養っていくことにつながるのである。

結局、人生とは、自分が望んでいるものになっていくのである。自分が何を望んでいるかが、はっきりしなかったり、人任せであれば、人生がどこに向かっていくかは非常に危ういといわざるをえない。日頃から、自分の気持ちを、きちんと口に出していうという些細なことの積み重ねが、その人の人生を大きく変えていくのである。

## 人に奉仕する仕事が向く

依存性パーソナリティの人は、他者を気遣ったり、尽くさないと落ち着かないという特性を持つ。それは、このタイプの人が、小さい頃、親の顔色をうかがいながら、親の言いなりになって暮らしてきたためだ。

この他者に気遣い、献身しなければ不安になる傾向は、それを際限なく悪用する相手にかかってしまうと、報われない徒労の一生になりかねない。

では、どうしたらいいのか。奉仕的な仕事につくことが、状況を好転させることにつながることがある。奉仕的な仕事は、その人の献身欲求を満たして、安心を与えると同時に、それが際限なくなることに、一定の歯止めを用意してくれる。都合よく利用されるのではなく、仕事という枠組みの中で行うことで、自ずと限界が設定されるのだ。

それによって、自分への自信が蘇ると同時に、他者に対する過度な気遣いや、見合わない献身も、次第に是正されていく。客観的で、現実的に、状況を見ることができるようになるのだ。そうなれば、その人を食い物にしようとする、狡い人間の正体も、よく見えるようになって、依存から自立へ向かうのである。

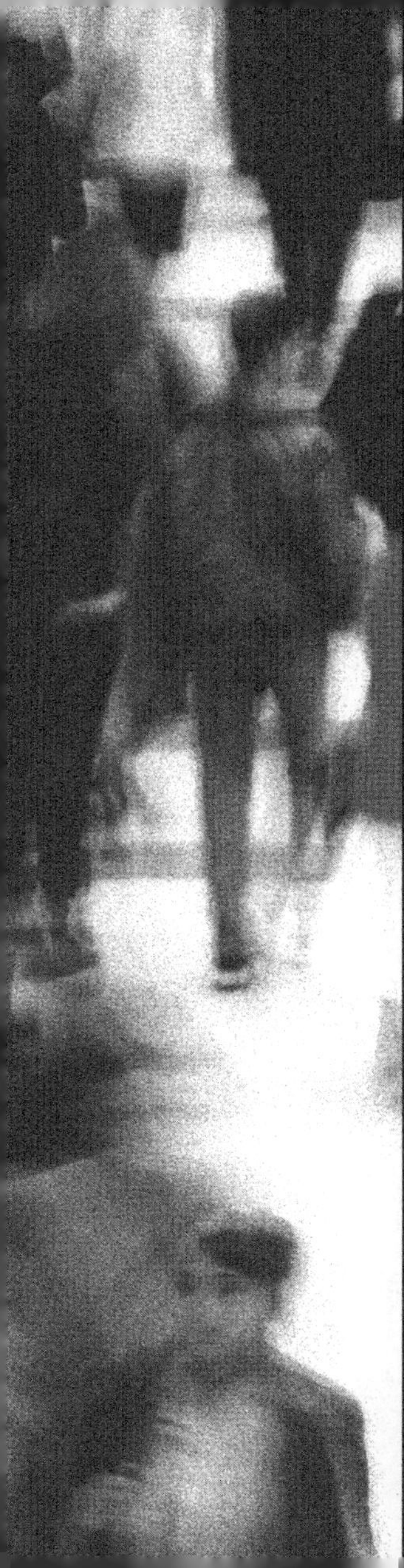

# 第12章 義務感の強すぎる人々——強迫性パーソナリティ障害

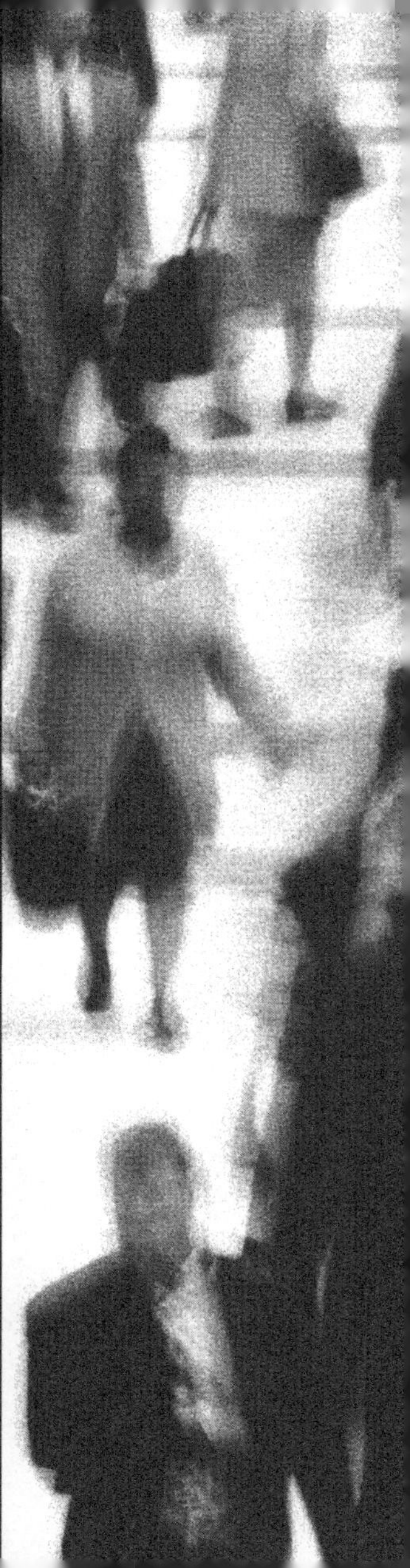

特徴と背景

## 律儀で責任感の強い善人

このタイプのパーソナリティ障害は、これまで述べてきたパーソナリティ障害の中で、もっとも「パーソナリティ障害」らしくない。このタイプの人は、とてもきちっとしており、対人関係においても、仕事においても、責任と義務を大切にする、信頼できる人である。

自分勝手とか、わがままという形容は、このパーソナリティ障害には当てはまらない。むしろ、自分を抑え、自分に厳しすぎるといえる。善と悪、正しいことと間違っていることが、白黒はっきりしていて、間違いを犯すことは、悪であるという強い信念がある。ミスを犯すことを許せないのである。こうした完璧主義のために、うつ病や心身症にもっともなりやすいのも、このパーソナリティ障害である。

一見善人の典型のようなこのタイプも、度が過ぎてくると、自分のみならず、周囲にも困った影響を与えかねない。自分の流儀や自分の仕事に、細かすぎるほどにこだわり、そのこだわりや基準を周囲の者にも押しつけたり、求めてしまうのだ。他の価値や流儀のよい点を認めるのが苦手なのである。周囲はとても不自由に感じ、のびのびできなくなる。時には、周囲から融通の利かない石部金吉として煙たがられ、孤立してしまうこともある。

## 強迫性パーソナリティ障害

秩序、完全主義、精神および対人関係の統一性にとらわれ、柔軟性、開放性、効率性が犠牲にされる広範な様式で、成人期早期までに始まり、種々の状況で明らかになる。以下のうち４つ（またはそれ以上）によって示される。

（1）活動の主要点が見失われるまでに、細目、規則、一覧表、順序、構成、または予定表にとらわれる。
（2）課題の達成を妨げるような完全主義を示す（例：自分自身の過度に厳密な基準が満たされないという理由で、１つの計画を完成させることができない）。
（3）娯楽や友人関係を犠牲にしてまで仕事と生産性に過剰にのめり込む（明白な経済的必要性では説明されない）。
（4）道徳、倫理、または価値観についての事柄に、過度に誠実で良心的かつ融通がきかない（文化的または宗教的同一化では説明されない）。
（5）感傷的な意味のない物の場合でも、使い古した、または価値のない物を捨てることができない。
（6）他人が自分のやるやり方どおりに従わない限り、仕事を任せることができない、または一緒に仕事をすることができない。
（7）自分のためにも他人のためにも、けちなお金の使い方をする。お金は将来の破局に備えて貯えておくべきものと思っている。
（8）堅苦しさと頑固さを示す。

『DSM-Ⅳ-TR 精神疾患の分類と診断の手引 新訂版』（医学書院）より

また、このタイプの人は、非常に努力家で、努力すれば、必ず成果や見返りが得られるという確信を持っており、頑張ることにもっとも価値を置いている。そのため、頑張っても成果が出ない状況に置かれると、非常に強いストレスを感じ、徒労感に苛まれる。

このタイプの人は、絶えず何かしていないといられず、のんびりリラックスすることが苦手である。何事も、楽しむということができない。計画を立て、立てた計画通りに実行することが、最善だと信じている。どんな楽しみ事も、計画の実施という色合いを帯び、義務感とダイアグラムに従って行われる窮屈な儀式と化す。

突発的な出来事は、彼にとっては不快なアクシデントや失敗にすぎず、思いがけなさをプラスの意味で捉えることができない。アドリブで何かをいうことは苦手で、決まり文句や予め考えた台本通りでないと、喋るのが不安である。何事も教科書やガイドブック通りにするのが好きで、偶然任せに発見をするということが性に合わない。

このタイプの人は常に一生懸命に生きているのだが、その努力は常に報われるとは限らない。余り変動のない時代には、こうした生き方は、とても高く評価され、責任感と義務感の強さから、厚い信頼を受ける。しかし、激動の時代には、融通の利かない気質が、逆に不利に働くこともある。

新しい自由な発想といったものは、このタイプの人は余り得意でなく、従来の考え方の延長や枠に囚われがちである。変動期には、俊敏さと、柔軟性が要求されるが、そうしたことは、このタイプの人の苦手とするところで活躍の場が限られる。しかし、時代の安定期には、堅実さが高く評価される。

そういう意味で、このタイプの人にとって、変動の真っ只中にある二十一世紀初頭は、受難の時代といえるだろう。

機械メーカーに勤める五十代の男性は、生真面目で、責任感の強い、誰からも信頼される人物だった。絶えず何かしていないと気がすまない性格で、強い向上心を持って、意欲に満ちて行動していた。脂の乗った三十代、四十代前半は、海外の大型物件を次々と手がけ、自信と充実感に溢れて生活していた。思いがけない出来事が襲ってきたのは、四十代も終わりに近づいたときのことだった。労災で右手首を骨折したのだ。忙しい最中の出来事だったこともあり、衝撃は事故の大きさ以上に大きかった。

骨折は二ヶ月ほどで治ったが、手の動きは以前に比して、鈍いように思えた。治っているはずの手に、強い痺れや痛みを感じる。その頃から、彼は次第に眠れなくなり、もう元通りにならないのではないかと考えて、強い焦燥感を覚えるようになった。うつ状態に陥っていたのである。

治療によってうつ症状は、改善していったが、同時に、彼の生活面や考え方の問題が明らかになる。彼は体を動かしなさいといわれると、文字通り、朝から晩までスポーツジムにこもって、何時間もトレーニングを積み、その上、週に一回は、ゴルフのラウンドにも出かけるという片時も休まない生活をしてしまうのだ。彼は何かしていないと、落ち着かないという。その根底には、走り続けていないと、倒れてしまうという不安があるようだった。

## 努力は報われるという信念

強迫性パーソナリティの人は、努力家である。そして、努力は報われるという信念を持っている。強迫性パーソナリティの人は、何事もパーフェクトにやりこなさないと気がすまず、そのために、常に努力し続ける。とても、発達した超自我を持っていて、意志の力で、たいていのことは乗り越えられるし、乗り越えてきたと思っている。

勉強であれ、仕事であれ、スポーツであれ、遊びであれ、恋愛であれ、子育てであれ、すべて自分の理想に向かって努力し続ける。だが、それがうまくいかないことも出てくる。仕事や子育てといった、人間が絡んでくる問題になると、努力が通用しない局面もあって当然なのだが、努力がすべてだと思っている当人は、その事態が理解できない。努力の仕方が足りなかったのだと、自分を責めることになる。そして、さらに楽しみの少ない生活を自分に強要するようになる。

本人は当たり前だと思っているが、強迫性パーソナリティの人は、苦行のような毎日を送っている。このパーソナリティの人は、人生を苦行にしてしまう傾向がある。

さらに困ったことは、自分だけでなく、周囲の人にも、同じことを、つい求めてしまうということである。強迫性パーソナリティの人の子供は、いつも追い立てられるように暮らすことになる。親が用意したメニューを、次から次にこなしていくことを求められる。子供は余程タフにできていない限り、バランスを崩してしまう。

強迫性パーソナリティの人は、すべての行動が、楽しみのためよりも、義務を果たすために行われるので、何をしても、本当には楽しめないのだ。また、人は努力するのが当然と思っているので、子供が怠けると叱る割には、頑張っても、あまり誉めない。子供は、楽しみの乏しい子供時代を過ごしがちで、生きることは苦行だという印象を持ち、これ以上苦しいことはしたくないという思いから、無気力になりがちである。

## 捨てられない人

強迫性パーソナリティ障害の人のもう一つの特徴は、捨てられないということである。これは、物だけでなく、人との関係や、仕事や環境といったものまで、すべてに通じる。強迫性パーソナリティの人は、とにかく捨てるのが苦手なのである。何でも取っておいてしまう心理の背景には、現状を変えたくないという気持ちがある。強迫性パーソナリティの人にとっては、自分の周りの物、人、環境といったものも、自分自身の一部のように感じていて、それが失われることは、自分自身の一部が失われるように、苦痛なのである。

こうしたパーソナリティの場合、自宅の窓から見える風景が変わっただけでも、うつ病の原因になることがある。引越しうつ病を起こしやすいのも、このタイプの人である。環境変化に対して脆いのである。

逆にいえば、律儀で、人との関係を大切にする。このタイプの人は、余程のことがない限り、自分から他人との関係を切ったり清算するということはない。配偶者がどういう状況になろうと最後まで面倒を見るのは、このタイプの人である。

その意味で、最後まで添い遂げたいと思うのなら、このタイプのパートナーを選ぶとよい。あなたが相手に飽きて、別れてくれといわない限り、二人の結婚は安泰だろう。

仕事についても同じことがいえる。このタイプの人は、自分のスタイルで着実に仕事をこなそうとする。いったん身につけたやり方や仕事内容への固執が強いため、状況を見て器用に動くということはできない。沈没する船に最後まで残るタイプなのである。責任感や正義感が強く、自分は後回しにしても、他人に対する責任を優先しようとする。社会人としては、もっとも信頼できる人たちなのである。

ただし、変動期には、時代の流れの速さについていけず、乗り遅れがちである。一つのことに固執しがちであるため、動きを遅くしてしまうのである。捨てられないことが、逆に足を引っ張るのである。

接し方のコツ

## こだわりの尊重と限界の設定

強迫性パーソナリティの人は、自分のこだわりに関しては、全くといっていいほど融通が利かない。それを何とか変えさせようとすると、ものすごい戦いが始まることになるが、結局何の効果もないどころか、二倍、三倍のしっぺ返しが来るだけだったりする。

だから、強迫性パーソナリティの人と長年暮らしたり、仕事を共にしている人は、本人のスタイルややり方に逆らうのをやめて、本人の流儀に合わせていることが多い。実際、そうしないと生活が破綻してしまうし、仕事も成立しなくなる。

このタイプの人とうまくやっていくコツは、責任の範囲や役割分担を、明確に決めることだ。そうすれば、本人の秩序愛を、その領域を完璧にすることに安心して注ぎ込むことができ、自分の秩序に基づいて支配したいという欲求が、際限なく広がることを防ぐことができる。相手がパートナーであれ、同じことがいえる。決まりや取り決めがあると、本人は安心して、家事であれ、子育てであれ、愛の営みであれ、前向きに取り組むことができる。

これをしておくことは、本人がうつ病になったり、心身症になるのを防ぐことにもつながる。というのは、限界を決めておかないと、本人の完璧主義や支配欲求は、際限なく広がり、どんどん仕事を抱え込み、疲労してしまうからである。周囲としては、責任感を持って何事も完璧にこなすので、ついつい頼ってしまう。よく頑張ってくれて、ありがたいと思っていると、そのうち潰れてしまうのである。

### 視点を変える

強迫性パーソナリティの人は、自分の価値観に強く囚われ、非常に一面的な見方をしがちである。パートナーや周囲の者は、物事の見方が、あまり一方向に凝り固まらないように、揉みほぐし、別の視点を提供するように気をつけると、強迫性パーソナリティの人に幅を与え、偏りを補うことになる。

何事も、それでなければならないと強く思い込みがちで、それが実現できないと、この世の終わりのように思い詰める嫌いがある。パートナーや友人は、選択肢は他にたくさんあるし、どれがベストであるかなど誰にもわからないし、いい点もあれば悪い点もあるのだということを、常々思い出させてあげる必要がある。

子育ての場合なども、とかく偏った方針を子供に押しつけたり、完璧に育てようと思う余り、極端なことをしがちであるが、実際、子育てにとって、一番大事なのは、ほどよさなのだということを、アドバイスしてあげてほしい。

克服のポイント

## 休養も仕事のうち

強迫性パーソナリティの人は、とにかく休むことが苦手である。休みも休みにならないことが多く、旅行にいっても、細かく日程を決め、予定通りに朝から晩まで動き回るのがこのタイプの人である。リラックスして、のんびりするということが、できないのである。遊びが苦手で、すべてが義務になってしまう。何をしていても、次の予定が頭をよぎったりして、気ぜわしいのである。楽しむよりも、計画通りこなしているかどうかが気になってしまう。

このパーソナリティは、心筋梗塞を起こしやすい「タイプA」と呼ばれる身心医学の性格類型ともオーバーラップする。こうしたライフスタイルの行き着く先は、うつ病や心身症なのであり、子供や家族にも、いつのまにかストレスを強いているのである。自分はこんなに頑張ってきたのに、どうしてこんなことになるのだと、後で後悔しないためにも、早いうちから、生き方や考え方を少しずつ修正していくことをお勧めしたい。

休むのも仕事のうちと考え、一〇〇％頑張らないようにするのが、最後まで完走する秘訣だ。八割程度の力を常に心掛け、オーバーペースになっているなと思ったら、上手に休みを入れる。怠けるのではなく、上手に気を抜くテクニックを身につけてほしい。サッカー選手でも、飛び抜けた運動量を誇る全盛期のゴン中山のような選手は別として、経験を積むほど、ボールを追いかけて、やたら動き回るのではなく、全体の流れを見て、動くときと、体力を温存するときの使い分けが巧みだと聞く。

やたら駆け回るばかりが、いい仕事につながるのではないことを心に留め、上手に力を抜くワザを身につけてほしい。

## 責任を一人で背負わない

強迫性パーソナリティの人は、責任感が強い上に、すべての結果は自分の努力にかかっているという信念があるため、何かうまくいかないことがあると、すべての責任が自分にあるように思い込みがちである。そして、自分を責めたり、過度に自分を追い詰めてしまいやすい。

だが、実際には、結果というのは、いろんな偶然的な要素や複数の人の関わりによって生じたものであり、それが自分の意図したものでない限りは、あくまでもアクシデントなのである。過度に自分を責めることは、客観的ではなく、事実とも違っているのである。

所詮、人間は限られた能力しか持たない存在だし、過ちを犯すのが人間でもある。結果や運命に対して、すべてを決定することなどできないのである。失敗から、学んでいくことのほうが生産的で、自分を責めすぎることは、何のプラスにもならない。

このタイプの人は、そうでなくても、自分に十分責任を感じる人なので、それ以上自分を責めてはいけない。あなたは努力したが、努力がうまくいかないことも時にはあるのだ。それが人生だし、そういうときは諦めるしかない。諦めてしまえば、どうにかなるものだ。

## 他人に同じことを期待しない

強迫性パーソナリティの人の生きづらさは、頑張りすぎることと同時に、もう一つは、自分と同じ基準を、いつのまにか他人にも求めてしまうことから生じる。この世の中というのは、基本的にものすごくいい加減なカオスであり、それを一つの秩序や基準で、くくることなど不可能なのである。

さまざまな基準で、思い思いの試行錯誤をしながら切り開いていく、それぞれの人生があるのだ。自分と同じことを期待するよりも、その違いのほうに目を向け、それを温かい目で見てあげるようにしよう。必ず、そのほうがいい結果をもたらすだろう。

子育てであれ、仕事であれ、パートナーとの関係であれ、別の価値を尊重することがあなた自身を広げ、また、相手を伸ばしていくことになるだろう。

おわりに

# パーソナリティ障害をプラスの力に

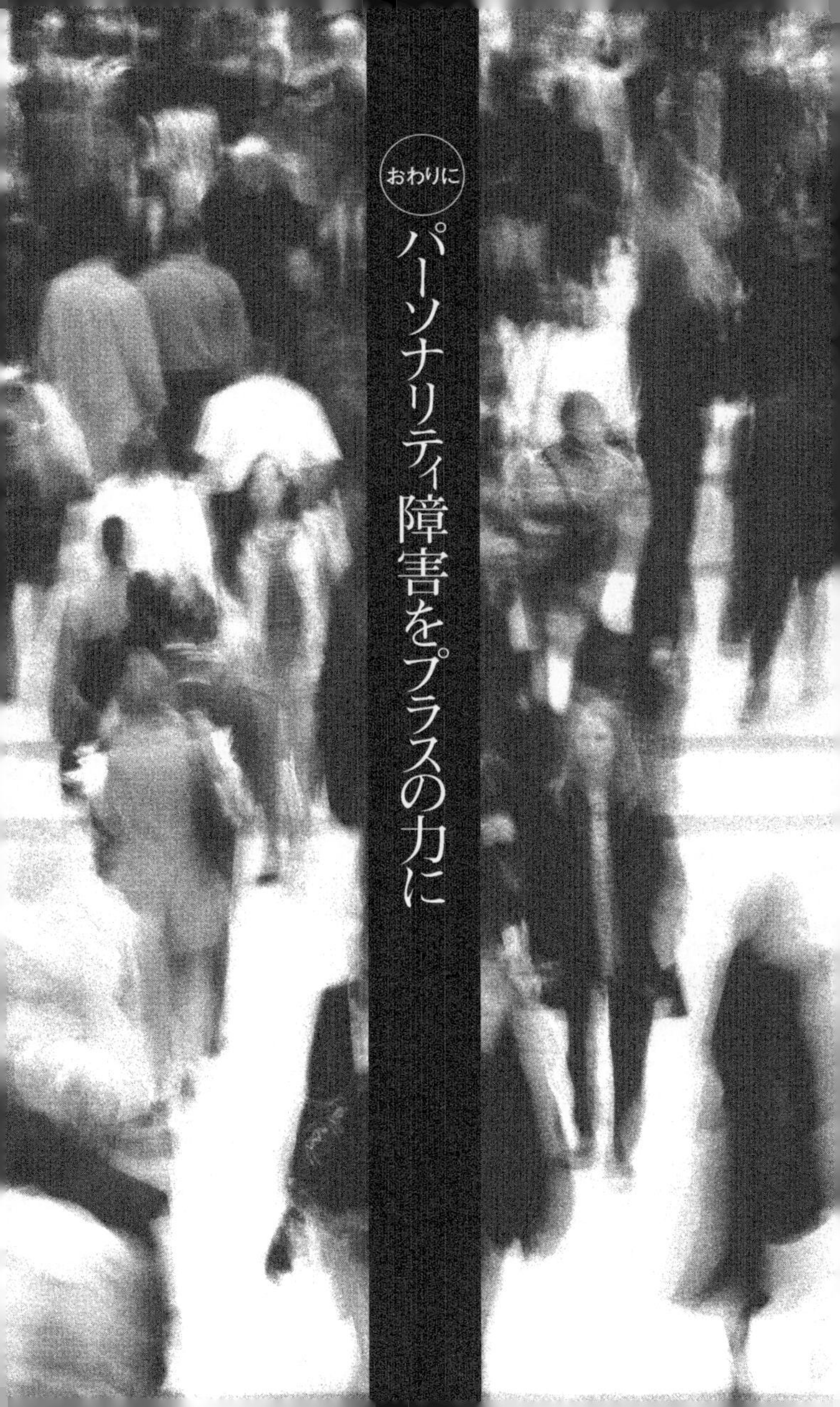

## かつては人格の陶冶こそ、学ぶ目的だった

かつて、学ぶとは、人としての道を修めることであり、それは、すなわち人格を陶冶することに他ならなかった。人々は、知識よりも、心のあり方や、身の処し方を、情報としてではなく、血肉として身につけるべく努力したのである。学んだ者が尊敬されたのも、知識だけでなく、人格的にも鍛錬を積んだ者とみなされたからである。

そうした歴史から見ると、今の学問のあり方というのは、ちょっと寂しいものを感じる。勉強や研究と、人格的な鍛錬とは、全く無縁なものとなってしまった。マークシートで、正答か誤答かだけを判定する教育は、やはり何か大切なものを切り捨てているように思えて仕方がない。

教師が教え子にわいせつ行為をする事件が急増する事実が示していることは、そうした教師たちを生み出した教育が、失敗だったということに他ならない。単なる知識ではなく、心のあり方や身の処し方を、きちんと教える教育が求められるであろうし、それは、道を修めるという本来の学びに立ち返ることでもある。

いま一度、学ぶということが、自分を深め、人間としてのありようを究めることに回帰する必要があるのではないのか。

その一方で、自分の生き方を必死に模索し、真剣に自分探しをする人が増えている。それは、生きづらさを抱えて暮らしている人が増えていることの表れでもあろう。再び、人々は知識や情報ではない、本当の知恵や心のありようを求めているのである。世の中に皮相な情報が溢れれば溢れるほど、人々の心の空虚は深まり、人々は、自分の心を本当に満たしてくれるものが別であることを痛感するようになるだろう。そのとき、本当の自分にふさわしい生き方に出会えるために役に立つのは、自分自身を知ることである。

本書でその一端をお話しした、パーソナリティという視点が、あなた自身や、周囲の人の再発見につながればと思う。

本論で見てきたように、パーソナリティ障害は、大きなエネルギー源ともなれる。創造的な仕事であれ、奉仕的な仕事であれ、自らが抱える傷や歪みゆえに、パーソナリティ障害の人は、ねじりの利いたバネが強い力を発揮するように、ツボにはまれば途方もない力を生むのである。そうした力が活かされるように、現実的な適応力をつけ、あるいは、そうできるように周囲が支えることは、とても大切だと思う。

**性格が丸くなるということ**

パーソナリティ自体は、その人の人柄であり、そう簡単には変わらないし、変える必要もない。しかし、パーソナリティ障害は、パーソナリティの度が過ぎて社会に適応して生きていくのを邪魔している部分なので、変える必要があるし、実際、変えることができる。

パーソナリティ障害を克服した人は、とても魅力的なパーソナリティとして円熟する。年々、周囲の評価も高まり、信頼や愛情に恵まれるだろう。それに反して、パーソナリティ障害を引きずったまま年取った人は、周囲から煙たがられ、見せかけだけの関係で結びついた人ばかりに取り巻かれることになる。本当に信頼できる人は離れていき、次第に孤独になっていく。

どんなに世間的に成功しても、パーソナリティ障害が克服されていなければ、その人の人生は空虚である。その人は、生涯かけて、心の根本的な空虚が、成功や金や欲望の満足によっては、満たされないことを証明しただけで終わるだろう。

リンカーンは、中年を過ぎたら、人は自分の顔に責任があるといった。同じことがパーソナリティについてもいえるだろう。若い頃は、パーソナリティは、生まれ持ったものや育ってきた環境によって大きく左右される。しかし、ある程度の年齢になれば、自分の弱点を克服しようと努力した人と、問題に向かい合わずに過ごしてきた人との差は歴然となる。

そこそこの年になれば、人は自分のパーソナリティに対して責任があると思う。その年になれば、親や不遇な環境のせいにばかりはできないのだ。いかに生きてきたかが、その人のパーソナリティには、顔に刻まれた皺のように刻まれている。中年になっても、子供のように自分勝手に振舞い、自分を省みることもない、情けない大人にならないように、自分のパーソナリティと生き方を磨き続けてほしい。

重いパーソナリティ障害を抱えていた人も、問題や困難にぶち当たりながらも必死に生き抜いてきた人は、三十代半ばくらいから落ち着いてくることが多い。そうすると、とてもいい持ち味を発揮するようになる。

年齢とともに、多くのパーソナリティ障害は改善していく。性格が丸くなったという言い方があるが、年を重ねることは、極端な偏りを修正してくれ、適応力を高める。ただし、逆の場合もある。若い頃はそうでもなかったのに、年とともに、性格がいやらしく、捻じ曲がってくることもあるし、傲慢になったり、横暴になったりすることもある。結局、その人の生きてきた人生が、表れるのである。

## 新たな社会の模索

今、社会は大きな岐路に立っている。今までの考え方ややり方のツケが、いい意味でも、悪い意味でも、蓄積し、社会を内側から崩壊へと向かわせている。だが、崩壊は、常に新たなる建設の始まりでもある。そのことは、これまで歴史が証明してきた通りだ。

いま、いい意味でも悪い意味でもパーソナリティ障害的に行動することが増えている。パーソナリティ障害的に振舞うことも、ある程度許容される時代になっている。だが、一方で、パーソナリティ障害は、社会の根幹に関わる重大な問題となっている。

これから、再び大きな価値観のシフトが起こるだろう。心のあり方や身の処し方が重要視される時代が来るだろう。いや、そうならなければ、この世は、住みにくくてどうしようもない世界になってしまうだろう。人間性や信頼、誠実といったものを取り戻すことが、技術革新よりも、人々の生存にとって重要な局面が訪れようとしている。

実は、崩壊と同時に、新たな社会の模索が始まっているのである。われわれが、その課題を成し遂げられると信じたい。

最後に、私は出会ってきた多くの人々に感謝を捧げたい。その中には、想像を絶する過酷な人生と、重いパーソナリティ障害を抱えて、必死に生きてきた人たちもいる。また、本書の執筆に当たって、御教示を賜わった諸先生方、並びに、適切なアドバイスを下さったＰＨＰ研究所の横田紀彦氏に謝意を記したい。

パーソナリティ障害に、私が惹きつけられる理由の一つは、パーソナリティ障害を抱えた人が、背負わされた重荷の重さにもかかわらず、それを撥ねのけて生きていく姿に、人間の強さやすばらしさを感じるからだと思う。それは、私の願いかもしれない。傷つき、不遇な時代を過ごした人が、その苦難ゆえに強さや優しさを手に入れて、起き上がってくれるに違いないと信じるからである。

とても悲しい出来事があったとき、ある患者さんが私にいってくれた言葉が、今も身にしみている。

「先生、転んでも大丈夫です。一回余分に起き上がればいいんですから」

自分が支えていると思っていた存在によって、私は支えられている。

二〇〇四年五月

著者

# 付録　パーソナリティ自己診断シート（DSM-Ⅳに準拠）

この簡易質問シートは、あなたのパーソナリティのタイプを知るとともに、パーソナリティ障害のスクリーニングを行うためのものです。

各質問に、当てはまる（○）、どちらとも言えない（△）、当てはまらない（×）のいずれかで答えてください。現時点のあなたの気分や行動だけでなく、過去数年間、あなたがどんなふうに感じ、行動していたかを振り返りながら、もっとも当てはまるものを選んでください。

Ⅰ

① 断られたり、けなされたりすると厭なので、人付き合いの多い仕事には就きたくない。
② 自分に好感をもっていない人とは、あまり関わりたくない。
③ 嫌われたらいけないので、親しい人とも、自分を抑えて付き合う方だ。
④ 馬鹿にされたり、仲間はずれにされないか、いつも不安である。
⑤ 人に会ったり、出かける約束を、直前になってキャンセルすることがよくある。
⑥ どうせ自分には魅力がないので、あまり人に好かれないと思う。
⑦ 新しいことをしようとすると、うまくいかないのではと不安になって、実行しないうちに諦めてしまうことがよくある。

Ⅱ

①些細なことも、自分だけでは決められない方だ。
②肝心なことや面倒なことは、人にやってもらうことが多い。
③頼まれると、イヤと言えず、つい応じてしまう。
④ものごとを自分で計画して、率先してやるよりも、人の後からついていく方が性に合っている。
⑤相手によく思われようと、本当はやりたくないことまでやってしまうことがある。
⑥自分一人では、生きていく自信がない。
⑦恋人や友人と別れると、すぐ代わりの人を求める方だ。
⑧大切な人に見捨てられないか不安である。

Ⅲ

①細かいところにこだわりすぎてしまう。
②完璧にやろうとして、時間が足りなくなってしまうことがよくある。
③仕事や勉強に打ち込むあまり、娯楽や人付き合いは二の次になりがちだ。
④不正やいい加減なことに対しては、許せない方だ。
⑤役に立たないとわかっていても、捨てるのは苦手である。
⑥自分の言う通りにしない人とは、うまくやっていけない。
⑦お金はなるべく節約して、将来のために貯金している。
⑧頑固だとよく言われる。

Ⅳ

①他人は油断がならないものだと思う。
②友達や仲間といえども、信じられないときがある。
③自分の秘密やプライベートなことは、他人には言わない方だ。
④他人の言葉に、よく傷つけられることがある。
⑤傷つけられたり、恨みに思ったことは、長く忘れない方だ。
⑥当てこすられたり、非難されると、言い返してしまう方だ。
⑦配偶者や恋人が、隠れて裏切っているのではないのかと疑うことがある。

Ⅴ

①孤独の方が好きなので、誰とも親密な関係を持ちたいとは思わない。
②自分ひとりで行動する方が合っている。
③セックスにはそれほど興味はない。
④何をしていても、わくわくするような喜びや楽しさを感じることは余りない。
⑤心から信頼できる親友はいない。
⑥他人がどう思おうと、余り気にしない。
⑦喜怒哀楽が余りなく、いつも冷静な方だ。

Ⅵ

①人が話していると、自分のことを話しているように思うことがよくある。
②予言、超能力、霊、テレパシー、第六感のような不思議な現象を感じることがある。
③物音や些細な態度で、合図や意図がわかったり、あるいは、ふとした瞬間、体に奇妙な感覚を覚えることがある。

④話が回りくどいとか、何が言いたいのかわかりにくいと言われることがある。
⑤すぐには人を信じない方である。
⑥場違いな反応をしたり、ズレていると言われることがある。
⑦変わり者だとかユニークだとか言われることがある。
⑧本当の親友はいない。
⑨世の中は怖いところだと思う。

### Ⅶ

①みんなの関心や注目のまとになっているのが好きだ。
②異性の注意をひいたりするのは、巧い方だ。
③気まぐれで、移り気なところがある。
④外見やファッションには、かなり凝る方だ。
⑤話が上手で、一緒にいると楽しいと言われる。
⑥自分の気持ちを、表情や身振り豊かに表現する方だ。
⑦相手の態度やその場の雰囲気に影響されやすい。

⑧ 知り合いになると、すぐ気安く話ができる方だ。

Ⅷ

① 自分には、世間の人が気づいていない才能や優れた点があると思う。
② 大成功をして有名になったり、理想の恋人と出会うことを夢見ている。
③ 自分は人とは違ったところがあり、特別な人間だと思う。
④ 周囲からの賞賛が、何よりも励みになる。
⑤ 多少の無理でも、自分の望むことは、大抵聞いてもらえることが多かった。
⑥ ほしいものを手に入れるためなら、他の人を利用したり、うまく言いくるめるくらいの自信はある。
⑦ 自分勝手で思いやりがないところがある。
⑧ 友人や知り合いの幸せを見ると、内心妬ましくなることがある。
⑨ 態度が大きいとか、プライドが高いと思われている。

Ⅸ

① 大切な人に捨てられるのではと不安になって、必死にしがみついたり、そうさせまいとして相手を困らせたことがある。
② 相手を理想的な人だと思ったり、ひどく幻滅したりの落差が激しい方だ。
③ 自分が本当はどんな人間なのか、わからなくなることがある。

④衝動的に、危険なことや良くないことをやってしまうことがある。
⑤自殺しようとしたり、そうすると言って、周囲を困らせたことがある。
⑥一日のうちでも、気分が両極端に変わることがある。
⑦いつも心のどこかに、空虚な感じがある。
⑧些細なことでも、思い通りにならないと、激しい怒りに囚われることがある。
⑨思い込みに囚われたり、記憶が飛ぶことがある。

X

①違法なことを繰り返ししてしまったことがある。
②自分の利益や快楽のために、人を騙したことがある。
③場当たり的で、将来よりも、そのときが良ければいいというところがある。
④すぐに手が出たり、暴力に訴えてしまう。
⑤危険に無頓着で、命知らずなところがある。
⑥仕事をすぐに辞めたり、借金を返さないことがある。
⑦弱いものいじめをするのは、少し楽しいところもある。

**判定方法**

ⅠからⅩの各セクターごとに、（◯）と答えたものの数を集計して、以下の表に記入して下さい。（◯）の数が判定の基準以上であれば、診断基準に当てはまる可能性があります。ただし、あくまで目安です。自己診断の正確度を上げるためには、あなたをよく知っている人にも評価してもらうと参考になるでしょう。判定基準に達する場合も、達しない場合も、該当項目数の多いタイプを知ることによって、あなたの傾向を大雑把に把握することができます。

| セクター | タイプ | 該当項目数 | 判定基準 | 判定 |
|---|---|---|---|---|
| Ⅰ | 回避性 | | 4項目以上 | |
| Ⅱ | 依存性 | | 5項目以上 | |
| Ⅲ | 強迫性 | | 4項目以上 | |
| Ⅳ | 妄想性 | | 4項目以上 | |
| Ⅴ | シゾイド | | 4項目以上 | |
| Ⅵ | 失調型 | | 5項目以上 | |
| Ⅶ | 演技性 | | 5項目以上 | |
| Ⅷ | 自己愛性 | | 5項目以上 | |
| Ⅸ | 境界性 | | 5項目以上 | |
| Ⅹ | 反社会性 | | 3項目以上 | |

次に示したのは、ある具体的なケースの例です。実際の検査では、このケースのように、二つ以上のタイプに該当することも珍しくありません。このケースの場合は、演技性、自己愛性、境界性の各タイプに該当し、実際の臨床診断と一致しました。

〈例〉

| セクター | タイプ | 該当項目数 | 判定基準 | 判定 |
|---|---|---|---|---|
| Ⅰ | 回避性 | 1 | 4項目以上 | |
| Ⅱ | 依存性 | 2 | 5項目以上 | |
| Ⅲ | 強迫性 | 3 | 4項目以上 | |
| Ⅳ | 妄想性 | 1 | 4項目以上 | |
| Ⅴ | シゾイド | 1 | 4項目以上 | |
| Ⅵ | 失調型 | 2 | 5項目以上 | |
| Ⅶ | 演技性 | 8 | 5項目以上 | ◎ |
| Ⅷ | 自己愛性 | 7 | 5項目以上 | ◯ |
| Ⅸ | 境界性 | 8 | 5項目以上 | ◎ |
| Ⅹ | 反社会性 | 1 | 3項目以上 | |

## 参考文献

『DSM-Ⅳ-TR精神疾患の診断・統計マニュアル』高橋三郎、大野裕、染矢俊幸訳　医学書院　2002年
『DSM-Ⅳ-TR精神疾患の分類と診断の手引 新訂版』高橋三郎、大野裕、染矢俊幸訳　医学書院　2003年
『現代医療文化のなかの人格障害』新世紀の精神科治療 第5巻　新宮一成、加藤敏編　2003年
『人格障害の認知療法』アーロン・T・ベック、アーサー・フリーマン他　井上和臣監訳　岩崎学術出版社　1997年
『家庭なき幼児たち（上）（下）』アンナ・フロイト著作集第3巻、第4巻　牧田清志、黒丸正四郎監修　中沢たえ子訳　岩崎学術出版社　1982年
『情緒発達の精神分析理論』D・W・ウィニコット　牛島定信訳　岩崎学術出版社　1977年
『赤ん坊と母親』ウィニコット著作集1　成田善弘、根本真弓訳　岩崎学術出版社　1993年
『治療論からみた退行　基底欠損の精神分析』M・バリント　中井久夫訳　金剛出版　1978年
『児童の精神分析』メラニー・クライン著作集2　小此木啓吾・岩崎徹也責任編訳　誠信書房　1997年
『愛、罪そして償い』メラニー・クライン著作集3　西園昌久・牛島定信責任編訳　誠信書房　1983年
『妄想的・分裂的世界』メラニー・クライン著作集4　小此木啓吾・岩崎徹也責任編訳　誠信書房　1985年
『対象関係論とその臨床』O・カーンバーグ　前田重治監訳　岡秀樹・竹野孝一郎訳　岩崎学術出版社　1983年

『自己の分析』ハインツ・コフート　水野信義、笠原嘉監訳　みすず書房　1994年
『コフート入門・自己の探求』P・H・オーンスタイン編　伊藤洸監訳　岩崎学術出版社　1987年
『自己愛障害の臨床』カトリン・アスパー、老松克博訳　創元社　2001年
『自己愛と境界例』J・F・マスターソン　富山幸佑、尾崎新訳　星和書店　1990年
『青年期境界例の治療』J・F・マスターソン　成田善弘・笠原嘉訳　金剛出版　1979年
『心的外傷と回復』ジュディス・L・ハーマン　中井久夫訳　みすず書房　1996年
『ダリ』メレディス・イスリントン‐スミス　野中邦子訳　文藝春秋　1998年
『獅子座の女シャネル』ポール・モラン　秦早穂子訳　文化出版局　1977年
『カミーユ・クローデル』湯原かの子　朝日文庫　1992年
『マーガレット・ラブ・ストーリー』マリアン・ウォーカー　林真理子訳　講談社　1996年
『チャップリン自伝』上、下　中野好夫訳　新潮文庫　1981年
『チャップリンの愛した女たち』デイヴィド・ロビンソン　宮本高晴、高田恵子訳　文春文庫　1993年
『母が教えてくれた歌』マーロン・ブランド、ロバート・リンゼイ　内藤誠、雨海弘美訳　角川書店　1995年
『女盗賊プーラン（上）（下）』プーラン・デヴィ　武者圭子訳　草思社　1997年
『赤いツァーリ―スターリン　封印された生涯（上）（下）』エドワード・ラジンスキー　工藤精一郎訳　日本放送出版協会　1996年
『権力者の心理学』小田晋　講談社＋α文庫　1994年

『ユング自伝』1、2　ヤッフェ編　河合隼雄、藤縄昭、出井淑子訳　みすず書房　1972―73年
『漱石の思い出』夏目鏡子　文春文庫　1994年
『日記及断片』夏目漱石全集13　岩波書店　1966年
『漱石とその時代』第二部　江藤淳　新潮選書　1970年
『人は成熟するにつれて若くなる』ヘルマン・ヘッセ　V・ミヒェルス編　岡田朝雄訳　草思社　1995年
『森の旅人』ジェーン・グドール、フィリップ・バーマン　上野圭一訳　松沢哲郎監訳　角川書店　2000年
『草の花』福永武彦　新潮文庫　1956年
『ノルウェイの森（上）（下）』村上春樹　講談社文庫　1991年
『飛ぶのが怖い』エリカ・ジョング　柳瀬尚紀訳　新潮文庫　1976年
「漱石における創造の秘密」土居健郎（『病跡からみた作家の軌跡』長谷川泉編　至文堂　1973年）所収

"Major Theories of Personality Disorder" John F. Clarkin & Mark F. Lenzenweger, Guilford Press 1996
"Handbook of Diagnosis and Treatment of the DSM-IV Personality Disorders" Len Sperry, Brunner-Routledge 1995
"Borderline Conditions and Pathological Narcissism" Otto Kernberg, Jason Aronson Inc. 1975
"Practical Management of Personality Disorder" W.John Livesley, The Guiford Press 2003
"Personality Disorder" Heather Castillo, Jessica Kingsley Publishers 2003
"Distancing" Martin Kantor, Praeger 1987

"A Twin Study of Personality Disorders" Svenn Torgersen et al., Comprehensive Psychiatry, vol.41, No 6, 2000
"The Relationship of Borderline Personality Disorder to Posttraumatic Stress Disorder and Traumatic Events"
Julia A. Golier et al., American Journal of Psychiatry 160:11 2003

PHP新書
PHP INTERFACE
https://www.php.co.jp/

**岡田尊司**［おかだ・たかし］

1960年、香川県生まれ。精神科医。医学博士。東京大学哲学科中退。京都大学医学部卒。同大学院高次脳科学講座神経生物学教室、脳病態生理学講座精神医学教室にて研究に従事。現在、京都医療少年院勤務。パーソナリティ障害治療の最前線に立つ臨床家の一人である。著書に『人格障害の時代』（平凡社新書）。また、心のエクササイズのため、小笠原慧のペンネームで小説を執筆。第20回横溝正史賞を受賞した『DZ』、『手のひらの蝶』（ともに角川書店）などの作品がある。

# パーソナリティ障害

いかに接し、どう克服するか

PHP新書 304

二〇〇四年七月二日　第一版第一刷
二〇二五年七月十日　第一版第四十二刷

著者――岡田尊司
発行者――永田貴之
発行所――株式会社PHP研究所
東京本部――〒135-8137 江東区豊洲5-6-52
ビジネス・教養出版部 ☎03-3520-9615（編集）
普及部 ☎03-3520-9630（販売）
京都本部――〒601-8411 京都市南区西九条北ノ内町11
組版――朝日メディアインターナショナル株式会社
装幀者――芦澤泰偉＋野津明子
印刷所
製本所――大日本印刷株式会社


ISBN978-4-569-63525-5

# ＰＨＰ新書刊行にあたって

「繁栄を通じて平和と幸福を」(PEACE and HAPPINESS through PROSPERITY)の願いのもと、ＰＨＰ研究所が創設されて今年で五十周年を迎えます。その歩みは、日本人が先の戦争を乗り越え、並々ならぬ努力を続けて、今日の繁栄を築き上げてきた軌跡に重なります。

しかし、平和で豊かな生活を手にした現在、多くの日本人は、自分が何のために生きているのか、どのように生きていきたいのかを、見失いつつあるように思われます。そして、その間にも、日本国内や世界のみならず地球規模での大きな変化が日々生起し、解決すべき問題となって私たちのもとに押し寄せてきます。

このような時代に人生の確かな価値を見出し、生きる喜びに満ちあふれた社会を実現するために、いま何が求められているのでしょうか。それは、先達が培ってきた知恵を紡ぎ直すこと、その上で自分たち一人一人がおかれた現実と進むべき未来について丹念に考えていくこと以外にはありません。

その営みは、単なる知識に終わらない深い思索へ、そしてよく生きるための哲学への旅でもあります。弊所が創設五十周年を迎えましたのを機に、ＰＨＰ新書を創刊し、この新たな旅を読者と共に歩んでいきたいと思っています。多くの読者の共感と支援を心よりお願いいたします。

一九九六年十月

ＰＨＰ研究所

## PHP新書